横とじだから見やすい!

どんどん目が良くなる
マジカル・アイ

〈監修〉元 長崎綜合療術院院長 徳永貴久

癒やしの風景

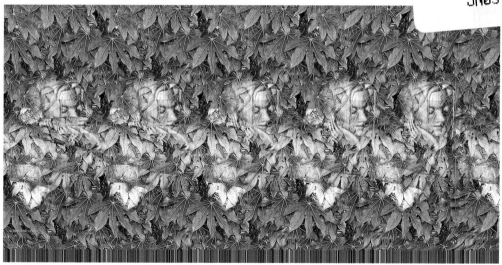

宝島社

「マジカル・アイ」を楽しみながら視力アップを

〈監修〉元 長崎綜合療術院院長　徳永貴久

マジカル・アイが視力回復に役立つ理由

　以前は「一度、視力が落ちてしまったら、二度と元には戻らない」といわれていましたが、今ではそうではないことがわかってきており、視力回復のためのさまざまな方法が開発されています。その中でも「マジカル・アイ」は、スポーツ選手のトレーニングとしても使用されている代表的な視力回復の方法であり、一般にも人気の高い方法です。

　この「マジカル・アイ」とは、立体視の仕組みのある絵をじっと見ていると、絵の中からそれまでまったく見えていなかった別の絵が浮かんできたり、絵そのものが立体的になって見えてくるというものです。

　では「マジカル・アイ」がなぜ視力回復に効果的なのか、その理由を説明しましょう。

　人間の目は見るものの距離に応じて、毛様体筋という目のピント調節を行う筋肉を緊張したり弛緩したりして、ピントの合った映像を網膜上に映すことで、ものをハッキリ見せるようになっています。近視や乱視、老眼といった目の異常（視力の低下）は簡単にいうと、毛様体筋が柔軟性を失って凝り固まった状態になり、うまくピントを調節で

きずに起こるケースが多いです。「マジカル・アイ」が視力回復に役立つのは、この凝ってしまった目の筋肉をほぐし、目本来の機能を取り戻す働きがあるからなのです。

　「マジカル・アイ（＝立体視の効果）」に早くから注目していたアメリカでは、"早い人なら1日3分、2週間続けていると効果が現れてくる"とされ、多くの人が実践しています。そして、日本でも多くの話題を集め、実践者が増えています。

　「マジカル・アイ」を楽しむのに、特別な才能や訓練は必要ありません。ほとんどの人が10分や20分という、ごく短い時間のうちに見えるようになるはずです。

　もちろん、誰もが最初からうまくできる、というわけではありません。しかし何度かチャレンジしているうちに、「マジカル・アイ」を楽しめるようになりますので、途中であきらめないでください。本書では次ページから、"うまく見えるためのコツ"を詳しく解説しています。独自の「補助点を使った方法」を採用し、より簡単に楽しんでいただけるようにもなっています。以前できなかったという

方も、ぜひ試してみてください。一度、コツを覚えてしまえば、誰もが「マジカル・アイ」の不思議な世界に魅せられてしまうはずです。

　本書では、ジーン・レビーン氏、ゲイリー・プリースター氏というアメリカを代表する2人のトップ3Dアーティストのオリジナル作品の中から、視力回復に効果的かつ美しい作品を掲載しています。

　本作は大好評の横とじ版『マジカル・アイ』第3弾です。

サイズはコンパクトですが、イラストを大きく見せることができるようにいたしました。「癒やし」をテーマとした美麗で神秘的なイラストを全100点、収録しています。さまざまなイラストを楽しみながら、目のトレーニングを行いながら、リラックスしてみてください。

　本書によって「マジカル・アイ」のおもしろさ、奥深さを体験し、楽しみながら視力回復に役立てていただければ幸いです。

2020年8月

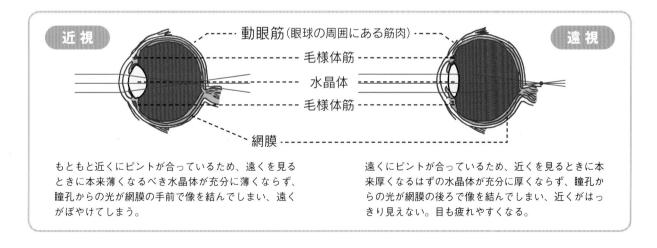

近視

動眼筋（眼球の周囲にある筋肉）

毛様体筋

水晶体

毛様体筋

網膜

遠視

もともと近くにピントが合っているため、遠くを見るときに本来薄くなるべき水晶体が充分に薄くならず、瞳孔からの光が網膜の手前で像を結んでしまい、遠くがぼやけてしまう。

遠くにピントが合っているため、近くを見るときに本来厚くなるはずの水晶体が充分に厚くならず、瞳孔からの光が網膜の後ろで像を結んでしまい、近くがはっきり見えない。目も疲れやすくなる。

02 「マジカル・アイ」の楽しみ方

平行法とは？

平行法で見るためのコツ

「マジカル・アイ」には「平行法」「交差法」という2つの見方があります。いずれの方法でも視力回復の効果はありますが、近視には平行法が効果的だということと、初心者には平行法が見えやすいため、本誌に掲載している作品は、平行法で見られるように作成しています。もちろん、多少見え方が異なるものの、交差法でも楽しめます。

　この平行法とは、右図のイラストのように「マジカル・アイ」より遠いところに視線を向けたまま、"ぼんやり見る感じ"で見る方法です。「マジカル・アイ」そのものではなく、もっと先のほうを見て、そこに焦点を合わせてください。

　平行法で大切なのは「絶対に見てやろう！」と力みすぎないことです。上手に見るための最大のコツは、目の力が抜けたリラックスした状態にすること。ついつい力んでしまう方は、瞬きや深呼吸をする、肩をまわすなどして、身体全体の力みを抜いてから、トライしてください。

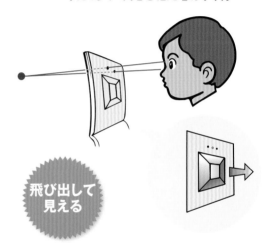

見方のコツ

平行法は、リラックスして「ぼんやり見る感じ」が大切

飛び出して見える

普段と同じ状態で「マジカル・アイ」を見ると、目の焦点は「マジカル・アイ」の中央部に合います。「平行法」で見るときは、視線が「マジカル・アイ」より、もっと先の、遠くを眺めるように見てください。成功すると図のように、図形やイメージが画面の手前に浮き上がって見えます。

交差法とは？

交差法で見るためのコツ

「交差法」は「平行法」とは逆に、「マジカル・アイ」の手前で焦点を合わせ“寄り目で見る”方法です。老眼の方は交差法で、近視の方は交差法と平行法で交互に見てください。寄り目が得意でない方は、右目で画面左を、左目で画面右を見るような感じを試みてください。この感じがつかみにくいという方は、片目ずつウィンクしてみて、キチンと見えているか確認しながら行うと良いでしょう。まず12ページで紹介している指を使って視線を交差させる練習をしてみてください。6〜7ページで紹介している「補助点」を使った方法もあります。いろいろな方法を試して、一番楽に「マジカル・アイ」を見られる方法を見つけましょう。

また「マジカル・アイ」は基本的に平行法で楽しむように作られており、交差法では多少見にくい作品もあるかと思います。どのようにちがうかは、右図や9ページをお読みになってください。

見方のコツ

交差法は、ウィンクしながら「寄り目ぎみ」で見てみよう

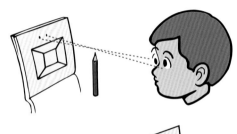

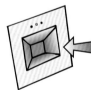

へこんで見える

「交差法」は、「マジカル・アイ」の手前で視線が交差するように、寄り目にして見てください。寄り目が得意でない方は、自分の鼻先やペンなどを見つめながら行うのも良いでしょう。うまく見られると、図のように、図形やイメージが画面の奥に沈んで見えます。

03 補助点を使えば、「マジカル・アイ」がより見やすくなる!

平 行 法

1

時計など自分から約1.5メートル先に
あるものを、目標として1つ決めます。
腕をまっすぐにした状態で、
両手で本書を持ち、8ページ
上部にある補助点を見ます。

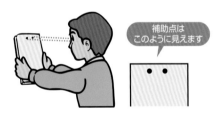

補助点は
このように見えます

肘を伸ばして、なるべく腕をまっすぐになる
ようにしてください。また目標（あまり大き
くなければ、なんでも良い）との距離は個人
差があるので、自分に合った距離を試してく
ださい。

2

1の状態のまま、目標が2つの補助点の
中心の延長線上にくるように
本書を持ち、目標を見ます。

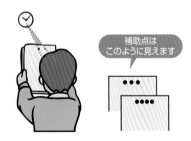

補助点は
このように見えます

目標が、本の端から見えるようにしてくださ
い。2つの補助点と目標とで、小さな三角形
を作る感じです。このとき補助点は、3～4
つに見えるはずです。

3

2の状態で、補助点が3つに見えれば
"平行法"で正しく見えている証拠です。

補助点が2つから変わらない場合は、目標が
ぼやけて見えているはずです。もっと意識し
て目標を見るようにしてください。4つに見
える場合は、目標との距離を変えて、補助点
が3つに見える距離を探し、再度1から試し
てください。

"平行法""交差法"ともに、うまく見られるようになったら、
8ページの練習問題が立体的に見えてきます！

（補助点は、18ページからの「マジカル・アイ」にもつけられていますが、体裁が異なります）

交差法

1

腕をなるべく伸ばした状態で
片手で本書を持ち、8ページの
上部にある2つの補助点の間に、
鉛筆など先の細いものをあてます。

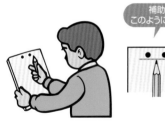

補助点は
このように見えます

補助点と自分の目が正対するようにセットし
てください。見えやすくするコツは、鉛筆の
先を2つの補助点の間のやや下側もしくは
「マジカル・アイ」の中心にあてることです。
このとき補助点は、印刷されたままの2つに
見えています。

2

1 の状態のまま、鉛筆の先を
見つめてください。そのまま鉛筆を
自分の方へゆっくり近づけます。

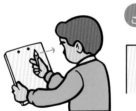

補助点は
このように見えます

鉛筆が目と目の間にくるように、ゆっくり近
づけてください。このとき補助点は、4つに
見えてきます。

3

2 の状態からさらに鉛筆を近づけていき、
補助点が3つに見えれば
"交差法"で正しく見えている状態です。

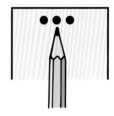

補助点が4つのままの場合は、鉛筆をもっと
近づけてください。また2つから変わらない
場合は、視線が鉛筆の先ではなく、補助点を
見てしまっています。もう一度2から試して
ください。

この補助点で練習してみよう!

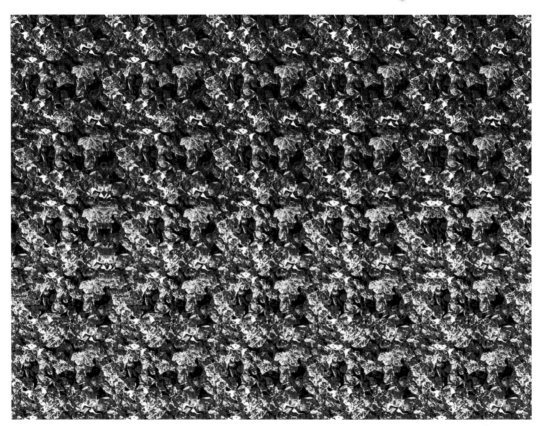

©Gary Priester

補助点を使って、「マジカル・アイ」を試してみよう!

1 6~7ページの手順で、上部の補助点が3つになるように、平行法なら遠くを、交差法なら鉛筆の先を見る。

2 補助点が3つに見えると、目の端で「マジカル・アイ」が飛び出しているのがわかるはずです。

3 2 の状態のまま、視線だけをゆっくり「マジカル・アイ」に移します。

※元の状態に戻ってしまったら、1からやり直してください。建造物、空など一部が3Dにならないイラストもあります。

※解答図は凹凸がわかりやすいように、白黒で表現していますが、実際はカラーで見えます。

このように見えます

平行法で見ると

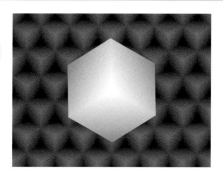

平行法で見た場合、このように隠された絵全体が手前に浮き上がって見えます。解答をわかりやすくイラスト化（右図）すると、手前に出っぱった立方体になります。絵がそのまま立体的に見える作品では、全体が立体的になるうえに、描かれているものの数が1つ多く見えます。

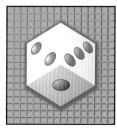

交差法で見ると

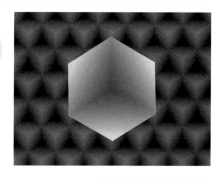

交差法で見た場合、隠された絵全体が画面奥に沈んで見えます。また見えてくる絵は、右図のように平行法と凹凸が逆になり、内側に向かって凹んだ立方体になります。絵がそのまま立体的に見える作品では、平行法と同じ見え方になります。

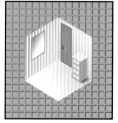

指を使った「マジカル・アイ」の見方にトライ！

「マジカル・アイ」を見るコツは、視点の切り替えをスムーズに行うことです。この"視点の切り替えのコツ"をつかむために、このページで紹介している「指を使った視点の切り替え」や「鏡を使った練習法」を試してみましょう。

[平行法の練習]

1

両手の人差し指を顔から約30cm離し、5～6cmの間隔をあけて、顔の正面に立てます。

ここで挙げている顔と指の距離、指と指の距離は、標準体型の大人の場合の目安です。小さなお子さんでしたら短めに、身体の大きな人であれば長めに、と体格に合わせて調整してください。

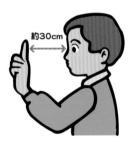
約30cm

人によって適正な距離は異なりますので、自分に合う距離を探してください

2

2本の指に意識を集中したままにして、2本の指よりも数m先の遠くを見るようにします。

平行法の場合は、リラックスした状態でボーッと見ているほうがうまくいくようです。

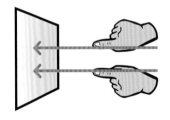

人によって適正な距離は異なりますので、自分に合う距離を探してください

3

数10秒の間、目を 2 の状態のままで保ち、2本の指が4本に見えるまで待ちます。

「マジカル・アイ」が見えにくいという方のほとんどが、この"2本の指が4本に見える"という状態ができないようです。絶対に見てやる!! と一生懸命になりすぎるとかえってうまくできない場合もあるので、あくまでも遊び感覚で気楽に楽しんでください。

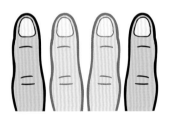

指がぼやけて右指が2本、左指が2本の計4本に見えてきます

4

4本に見えたら、同じく数10秒の間、今度は4本の指が3本になるまで見続けます。

「マジカル・アイ」の見え方には個人差があります。指が4本に見えている状態から、すぐに3本に見える人もいれば、しばらく時間がかかる人もいます。あせらず見続けてください。

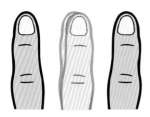

外側の右指と左指は1本ずつ、内側の右指と左指が重なり、計3本に見えます

5

4 の状態（指が3本に見える状態）で「マジカル・アイ」を見ると、立体視が完成します。

 注意! 数10秒という時間は個人差がありますので、人によってはそれより早かったり、時間がかかるなど、必ずしもこのようにならない場合もあります。

立体視をするための コツをつかもう!

視点の切り替えができないという人は、指でソーセージを作ってみよう

まず自分の視線がどうなっているかを自覚するためのテストをしてみましょう。右図のように指先を合わせ、指先に視線を集中させると、指と指の間に「指のソーセージ」が現れるはずです。これが一番簡単な「マジカル・アイ」の感覚を捉える方法です。「指のソーセージ」が見えたら「平行法の練習」「交差法の練習」へ進みましょう。

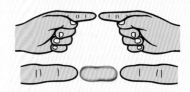

❶左右の人差し指をこのように合わせ、合わさった指の先をじっと見つめてください

❷次に指先より遠くを見ると、指先にこのような「指のソーセージ」が見えてきます!

1

片手の人差し指を顔から約30cm離し、顔の正面に立てます。

ここで挙げている顔と指の距離は、標準体型の大人の場合の目安です。小さなお子さんでしたら短めに、身体の大きな人であれば長めに、と体型に合わせて調節してください。

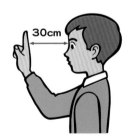

人により適切な距離は異なりますので、自分に合う距離を探してください

2

数m先に目標物を1つ決め、指と顔と目標物が同一ライン上になるようにします。

目標物は時計ほどの大きさのものがお薦めです。顔と指の距離は1の状態をキープしてください。

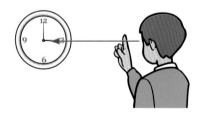

目標物のまわりは、余分なものを置かずなるべくシンプルな状態にしてください

3

立てた指に視線を集中させ、数10秒間じっと見つめ、目標物が2つに見えるまで待ちます。

「マジカル・アイ」が見えにくいという方のほとんどが、この"目標物"が2つに見えるという状態ができないようです。寄り目ぎみにして指だけに視線を集中させてください。

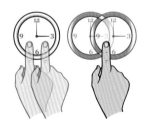

きちんと指を見つめることができていると、目標物は2つに見えます。指が2本に見えている場合は、指を見ていないということです

4

③ の状態（目標物が2つに見える状態）で
「マジカル・アイ」を見ると
交差法が完成します。

> **注意!** 数10秒という時間は個人差が
> ありますので、人によってはそ
> れより早かったり、時間がかか
> るなど、必ずしもこのようにな
> らない場合もあります。

指を使った練習が苦手な方に！

「指を使った視点の切り替え」が苦手な方は、ここで紹介する「鏡を使った練習法」を試してみてください。方法は簡単です。鏡の前に立ち、右のイラストのように印をつけて、見つめるだけです。平行法の練習をする場合は、右目で右側に映った目を、左目で左側に映った目をじっと見つめてください。きちんと見えていれば、印が2つに見えてくるはずです。交差法の場合は、鏡に貼った印をじっと見つめてください。印に視線が集中していれば、鏡に映った自分の目が3つに見えてきます。

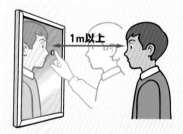

1メートル以上、鏡から離れて立ち、鏡に映った自分の顔の"鼻"の位置に、目標になる印（シールやハミガキ粉など）をつけ、印と鏡に映った自分の目を交互に見つめる。

目を見つめると、
印は2つに見える
（平行法の完成）

印を見つめると、
目は3つに見える
（交差法の完成）

「マジカル・アイ」Q&A

『どんどん目が良くなるマジカル・アイ』シリーズに寄せられた反響の中から、読者の方々が特に疑問に思われていることにお答えします。

Q1

近視には、平行法と交差法、どちらでトレーニングしたらいいですか?

A 昔から近視に良いとされている方法に「遠くを見る」というものがあります。「マジカル・アイ」を「平行法」で見るのは、この「遠くを見る」ことと同じ効果があるため、近視の方は「平行法」で見るようにしてください。近視のように、遠いものに焦点が合わせづらくなっている目のまわりの筋肉を、「マジカル・アイ」で遊びながら解きほぐすことにより、低下した視力をアップする手助けができるのです。

より効果的なトレーニングをめざす方は、1つの「マジカル・アイ」を「平行法」と「交差法」で交互に見るようにしてください。

Q2

1日3分のトレーニングとは、1つの絵を3分間見続ければ良いのでしょうか?

A 1つの絵を見続けるのではなく、複数の絵を見ることをお薦めします。掲載されている絵はそれぞれ異なる奥行きで作られているため、複数の絵を見ることでより高いトレーニング効果が得られるからです。

また見る時間については、個人差があり一概にはいえませんが、2分程度見続けただけで目や頭が痛くなる人もいますので、無理は禁物です。絶対に3分間見続けなくてはいけない、というきまりもありませんので、3分に満たない場合でも不調や違和感を感じたら、すみやかにやめて目を休ませてください。同様に、毎日行う必要もありません。体調に合わせて、無理のない範囲で行ってください。

「マジカル・アイ」は、回数や時間を増やせば効果があがるものではありません。あくまで目のまわりの筋肉を解きほぐしリラックスさせるために行うもの、ということをお忘れなく。

Q3

老眼や乱視の視力回復にも効果がありますか?

A 老眼は目のピント調節機能が衰え、ある一定の距離にしか目の焦点が合わなくなる状態です。通常多いのは近くが見えづらくなる症状で、これは「平行法」でトレーニングを行っても視力回復には結びつきません。「交差法」で見るようにしてください。

また乱視は、角膜の歪みによって起こるものですが、この歪み自体は多くの人がもっている症状で、通常は特に問題とされません。乱視が問題となってくるのは、視力が低下するにつれ、乱視が目立ってきたときです。「マジカル・アイ」で乱視が治ることはありません。しかし「マジカル・アイ」を行うことで、視力の安定や目の疲労回復などに効果が望めるため、結果、乱視が目立たなくなるというわけなのです。

トレーニングは朝と夜、
どちらが効果的ですか？

A 裸眼視力は一日中変化しています。朝、起きたときと、夜、眠る前を比べると夜のほうが、テレビを見る前と後では見た後のほうが、視力は落ちています。視力が落ちるということは、それだけ目が疲れているということです。

目が疲れているときに、「マジカル・アイ」を見るとリラックス効果は望めますが、視力回復が目的ならば、目が疲れていない良い状態のときに行うほうが効果的でしょう。では、一番良い状態＝裸眼視力が最も良いときはいつか？というと、朝起きて眠気が覚めたときになります。たとえば朝食後の3分間などが、視力回復のトレーニング時間としてお薦めです。

「マジカル・アイ」をするとき、
コンタクトレンズやメガネは、
外したほうが良いのでしょうか？

A 「マジカル・アイ」は普通に生活している状態でトレーニングすることに意味があります。そのため、コンタクトレンズやメガネを外して、裸眼で見る必要はありません。通常、コンタクトレンズやメガネを使用している方は、そのままの状態で「マジカル・アイ」を楽しんでください。

ただし、遠近両用レンズなどを使用していると「マジカル・アイ」が見えづらい場合もあります。そういったときは、メガネを外して試してみてください。そうすることで見えやすくなる場合もあります。

見るたびにちがう図形が見えたり、
いくつも重なって見えたりします。
どうしてでしょう？

A 「マジカル・アイ」の見方が安定していない可能性があります。本書の巻末にまとめられた解答のような図形が見えず、「図形が1つ多い」「もっと複雑な図形に見える」といった方の場合、「マジカル・アイ」を見ている間の焦点が安定していなかったり、「交差法」であれば目の寄せ方が強すぎたり、「平行法」であれば目と「マジカル・アイ」の距離が適正でない、などのケースが考えられます。

焦点が定まるまでもう少し見続けてみたり、さまざまな目の寄せ方や、距離を試してみることをお薦めします。また、「マジカル・アイ」上部につけられた補助点が3つになるまで待ってから、「マジカル・アイ」を見るようにすると、このようなことは起こりにくくなります。うまくいかなくてもあきらめないで、再度トライしてみてください。そうするうちにきっと自分に丁度いいやり方がわかってくるはずです。

ただ視点のズレ具合には個人差があります。必ずしも解答どおりに見えなくても、トライしているだけで、目のまわりの筋肉をリラックスさせる、という効果は発揮されています。見えたほうが楽しいのはもちろんですが、正解かどうか、ということはあまり気にせず楽しんでください。必要以上に力んでしまうと、せっかくの効果を減少させてしまいます。

白内障や緑内障にも、効果がありますか?

A あくまで「マジカル・アイ」は目のまわりの筋肉をリラックスさせるトレーニングであり、治療効果が望めるものではありません。白内障や緑内障などの目に疾患をお持ちの方は、担当医師の指示に従い所定の治療を続けてください。また両目の視力差が大きい方の場合、裸眼でも見えますが、メガネなどを使用した矯正視力で見るほうがお薦めです。斜視の方は症状を悪化させる場合がありますので、あまりお薦めできません。

人によって凹凸が逆に見えるようなのですが、どうしてでしょうか?

A 凹凸が逆に見える理由を簡単にいうと、「平行法」で見ているか、「交差法」で見ているかのちがいです。4ページや9ページの説明にもあるとおり、「マジカル・アイ」を「平行法」で見た場合、図形は「マジカル・アイ」本体より手前に浮き上がって見えますが、同じ「マジカル・アイ」でも「交差法」で見ると、本体より奥に沈んで見えます。

このように、どの方法で見るかによって、見えてくる図形は変わってきます。今まで図形が浮かんで見えていた人は「交差法」を、沈んで見えていた人は「平行法」を試してみてください。

すべて見えるようになりましたが、このまま同じ「マジカル・アイ」を見続けて、トレーニングになるのでしょうか?

A 「マジカル・アイ」の目的は、絵の中の答えを探すことではありません。立体視を行うことにより、視力アップを図ることにあります。この「マジカル・アイ」がもつ視力アップ効果は、一度見えたからといって薄れるものではありませんので、安心して今までどおりトレーニングを続けてください。またもっと効果的なトレーニング方法としては、「マジカル・アイ」の細部をすみずみまでじっくり眺めたり、「マジカル・アイ」を遠ざけたり、近づけたりする方法もあります。

※ 「マジカル・アイ」は、右目と左目のズレを利用しているイラストです。隻眼では見られませんのでご了承ください。

ようこそ！ マジカル・アイの世界へ

Welcome to Magical Eye World

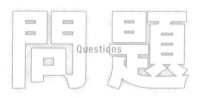

問題 Questions

不思議な立体視ができる
マジカル・アイのイラストを楽しみましょう!

PLANTS
P18
花や植物

ANIMALS
P33
生き物

LANDSCAPES
P54
風景

SPIRITUAL
P75
幻想世界

DESIGN&WORDS
P94
図形や文字

P115
ANSWER 解答

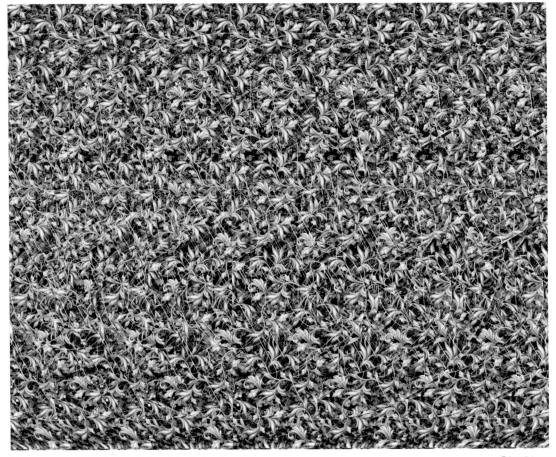

Have Hope 〈希望を持とう！　というメッセージ〉

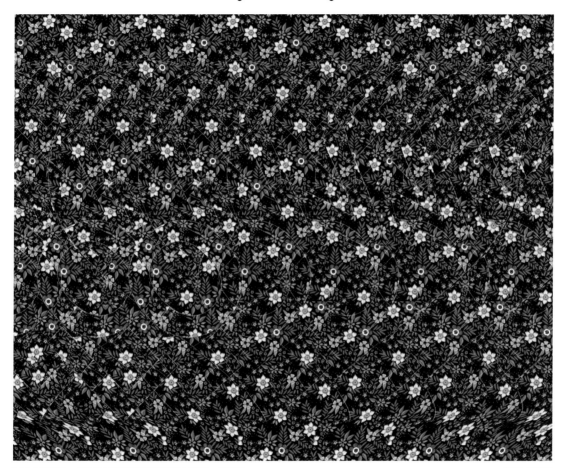

Love 2020 〈きれいな花の中にあるのは、愛情〉

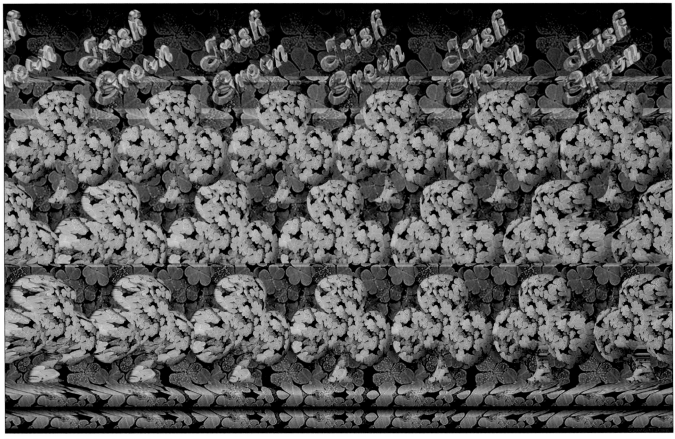

Irish Green 〈緑色は気分転換に最適！〉

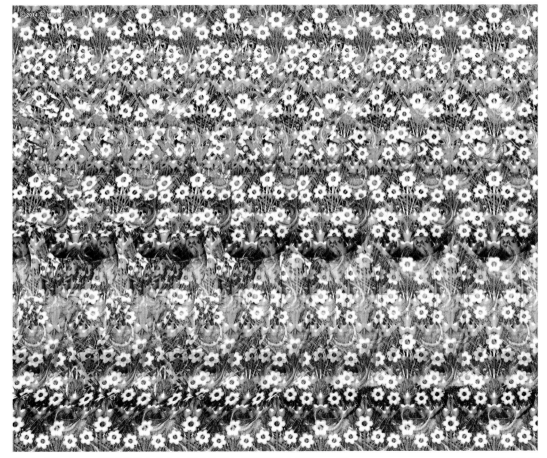

Bird of Spring 〈春の訪れとともに手のひらから飛び出すのは……？〉

©Gene Levine

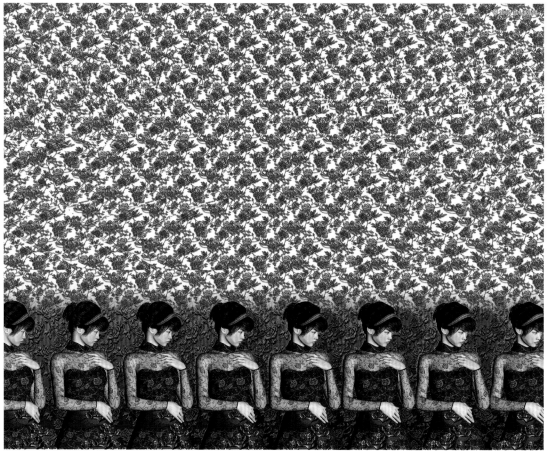

Mei Lu 〈紫のバラは「誇り」や「気品」を表します〉

©Gene Levine

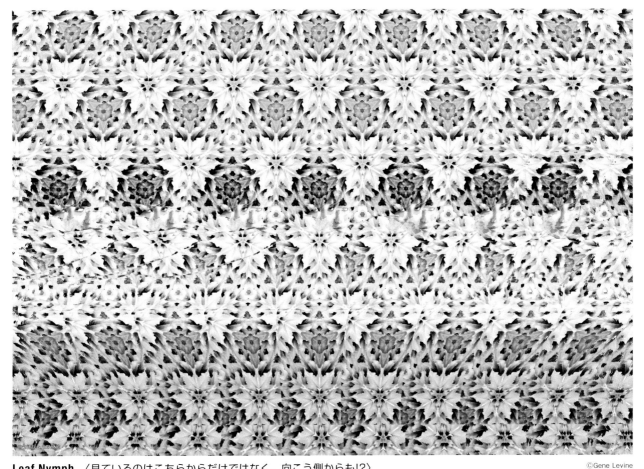

Leaf Nymph 〈見ているのはこちらからだけではなく、向こう側からも!?〉

©Gene Levine

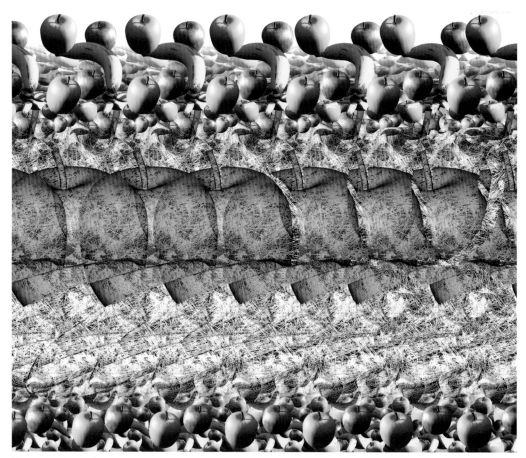

Them Apples 〈おいしそうなフルーツですが、どんな種類があるでしょう？〉

©Gene Levine

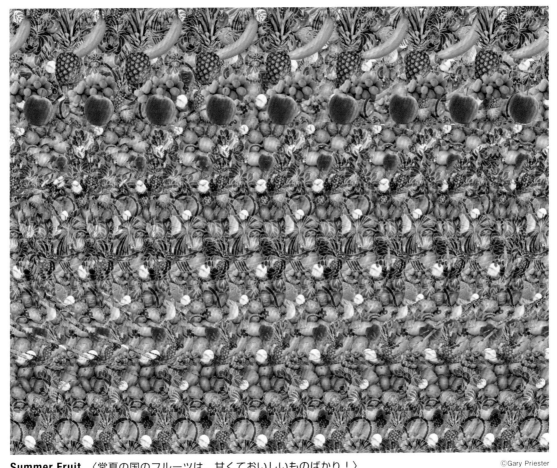

Summer Fruit 〈常夏の国のフルーツは、甘くておいしいものばかり！〉

©Gary Priester

ANIMALS

LANDSCAPES

SPIRITUAL

DESIGN&WORDS

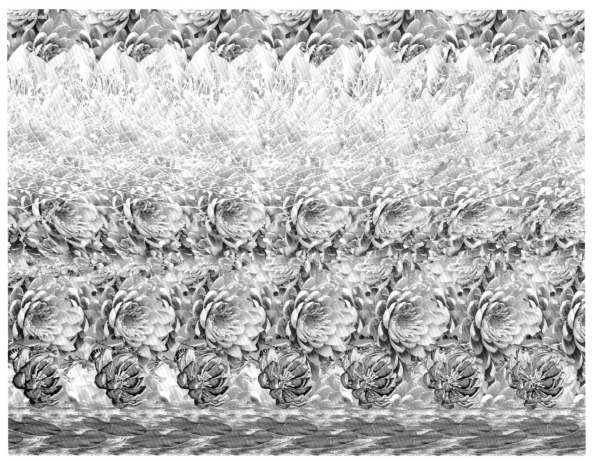

Spring Thaw 〈「thaw」は雪解けという意味です〉

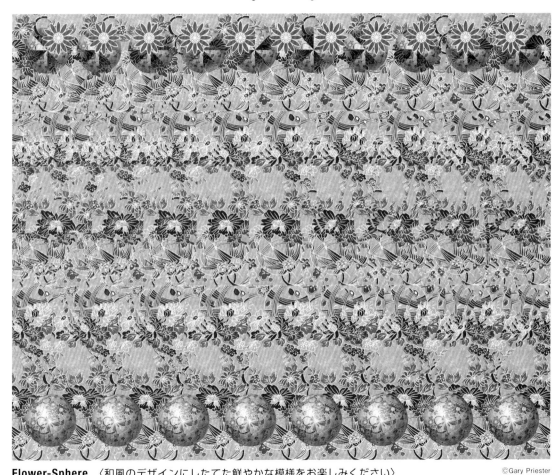

Flower-Sphere 〈和風のデザインにしたてた鮮やかな模様をお楽しみください〉

ANIMALS | LANDSCAPES | SPIRITUAL | DESIGN&WORDS

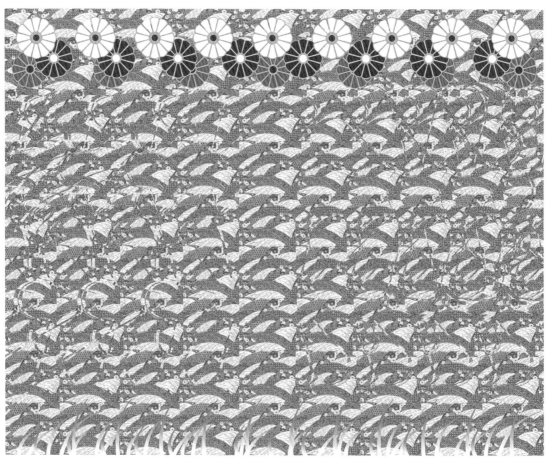

Chrysanthemums 〈心が安らぐような、和の世界がここに〉

©Gary Priester

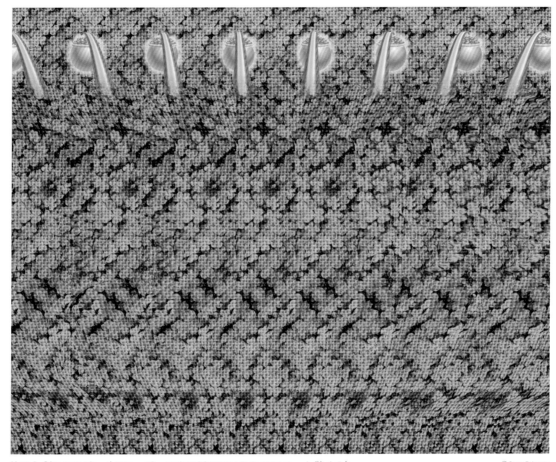

Hat & Shamrock 〈クローバーの中に隠れているものにハッと驚く？〉

©Gary Priester

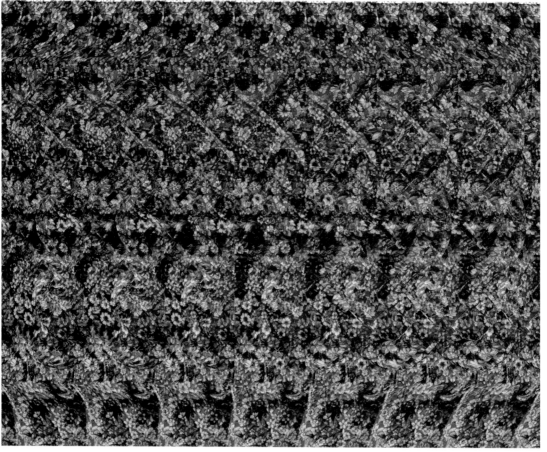

Celtic Knot 〈花園に現れるオブジェをお楽しみください〉

©Gary Priester

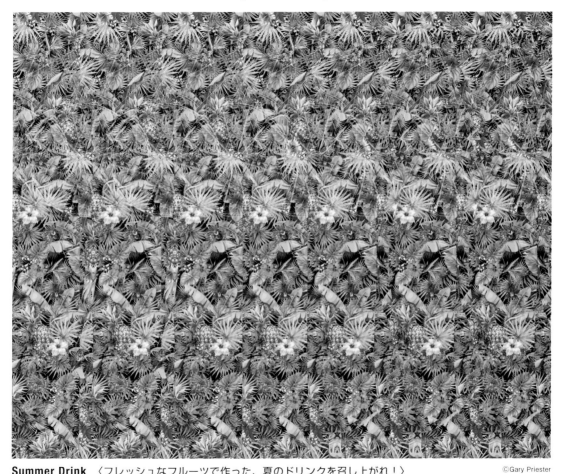

Summer Drink 〈フレッシュなフルーツで作った、夏のドリンクを召し上がれ！〉

©Gary Priester

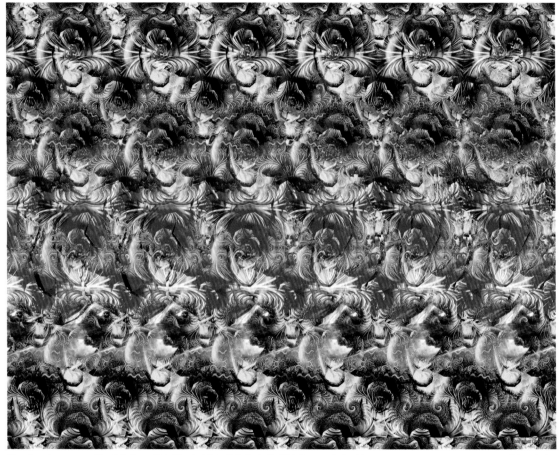

Garden Layers 〈かぐわしい花には、いろいろな生き物が集まってきます〉

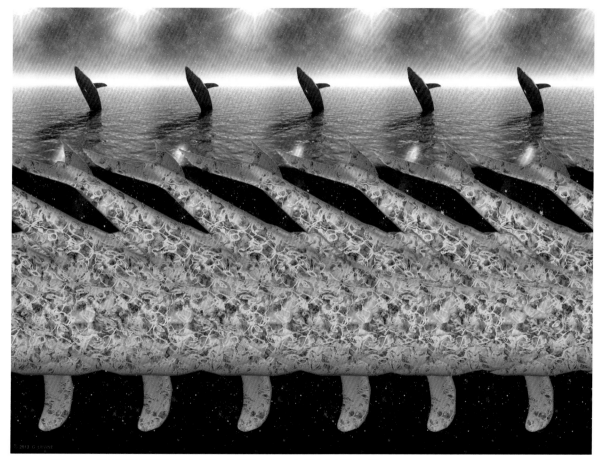

Cosmic Whale 〈夜の海で優雅に泳ぐのは、幻想的なシロナガスクジラです〉

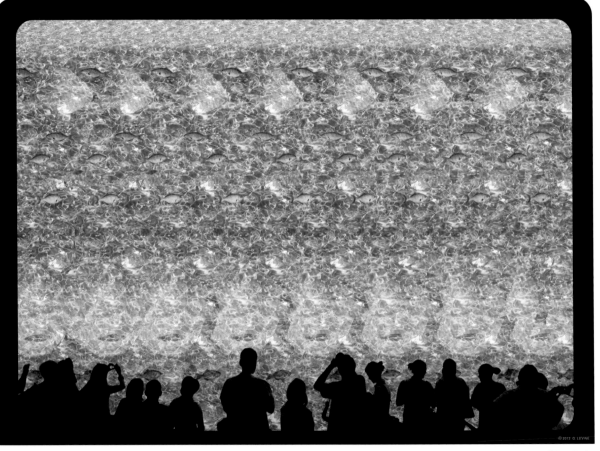

Aquarium View 〈水槽に隠れた魚たちの姿。隅々までご覧ください〉

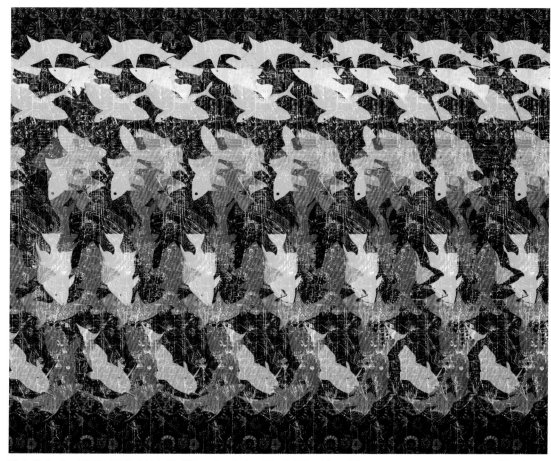

Fish Spiral　〈お魚がぐるぐると泳ぎ回っています。どっち回りでしょう〉

©Gary Priester

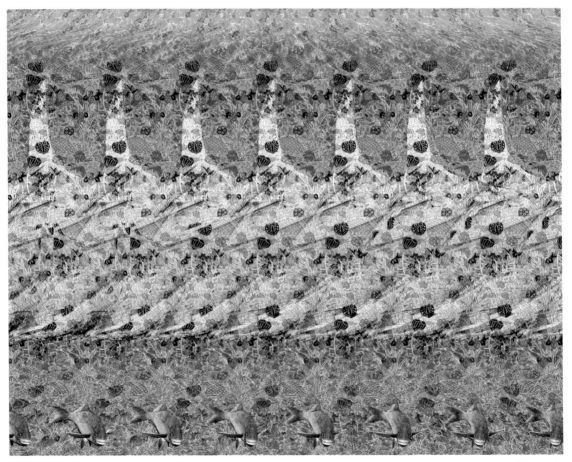

En Garde! 〈タイトルはフェンシングで使われる「構え！」という掛け声〉

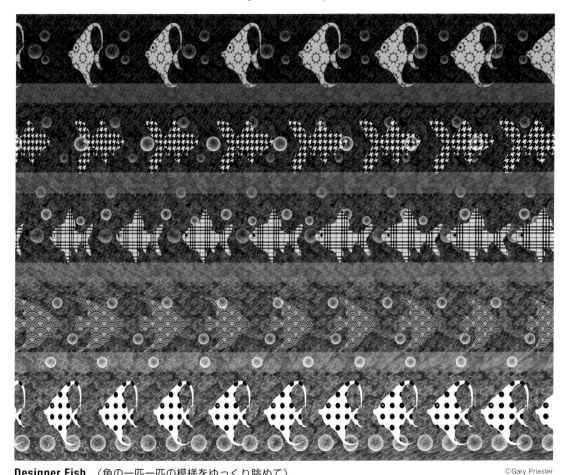

Designer Fish　〈魚の一匹一匹の模様をゆっくり眺めて〉

©Gary Priester

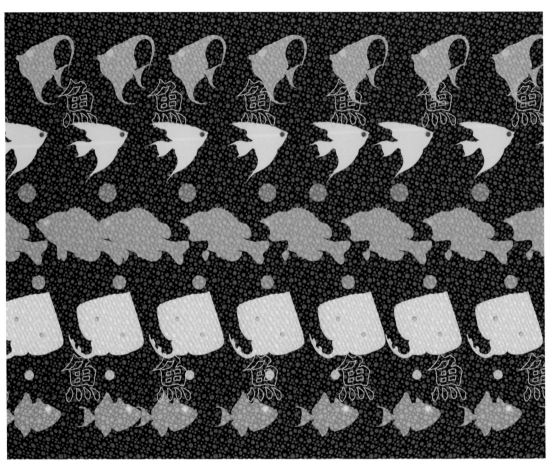

Osakana 〈色鮮やかな魚群の中に潜んでいるのは……？〉

©Gary Priester

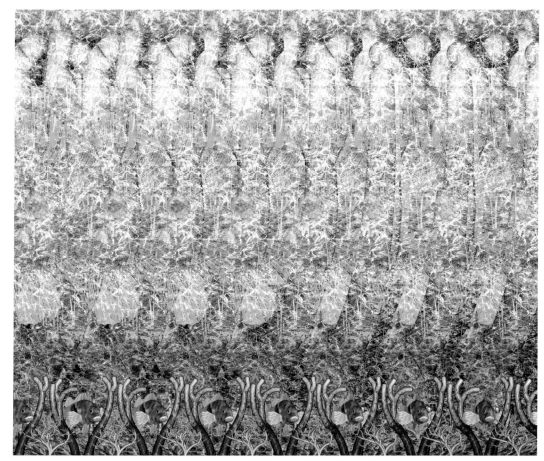

Rockfish 〈海の中、サンゴから顔を覗かせている魚が見えますか？〉

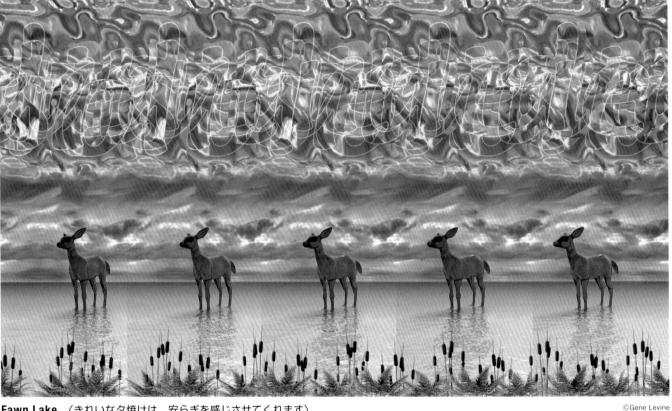

Fawn Lake 〈きれいな夕焼けは、安らぎを感じさせてくれます〉

©Gene Levine

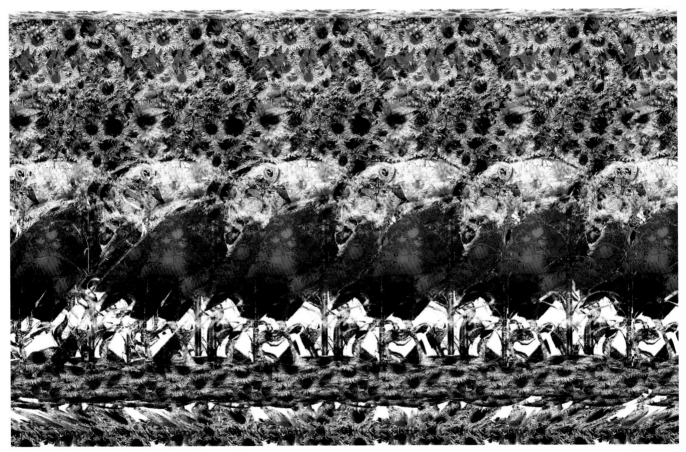

Seeds 〈ひまわり畑の中から現れたのは……？〉

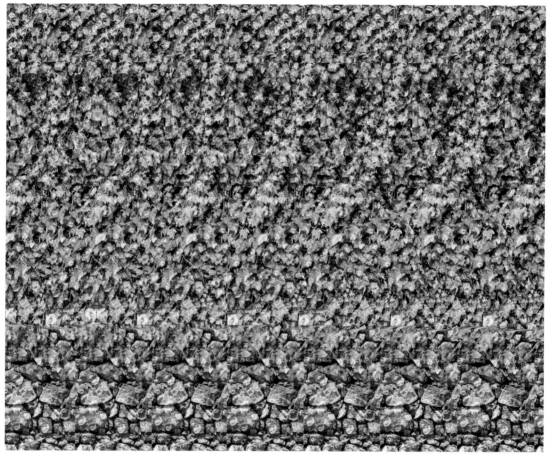

Leaping Lamb 〈草の中から飛び出してくる動物が見えますか？〉

©Gary Priester

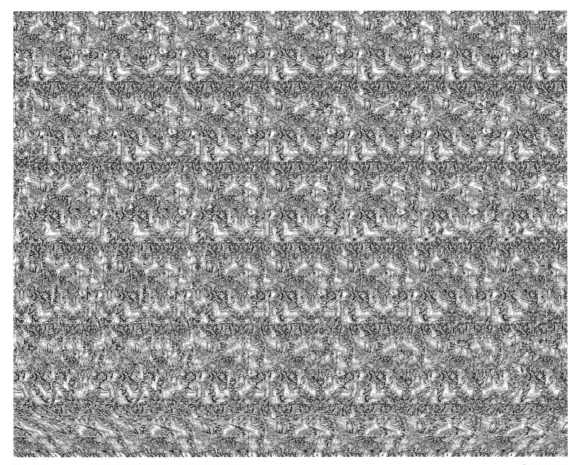

Real Horses 〈どちらが本物かわかりますか？〉

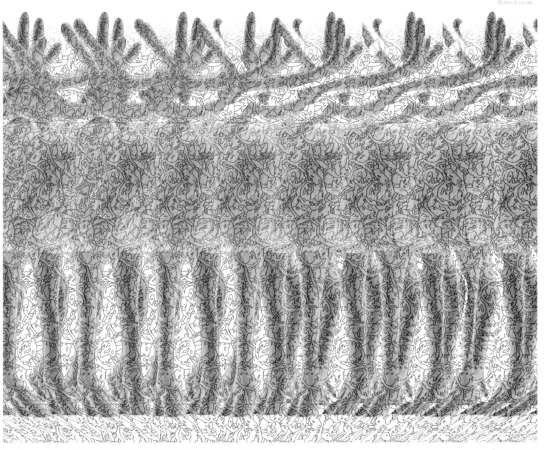

Dasher 〈サンタクロースのソリをひいているのは？〉

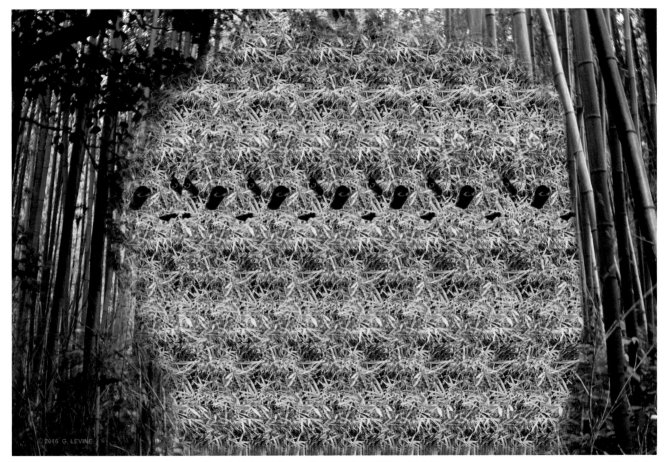

Sichuan Giant Panda Sanctuaries 〈笹の葉が大好きなこの動物は絶滅危惧種なのです〉

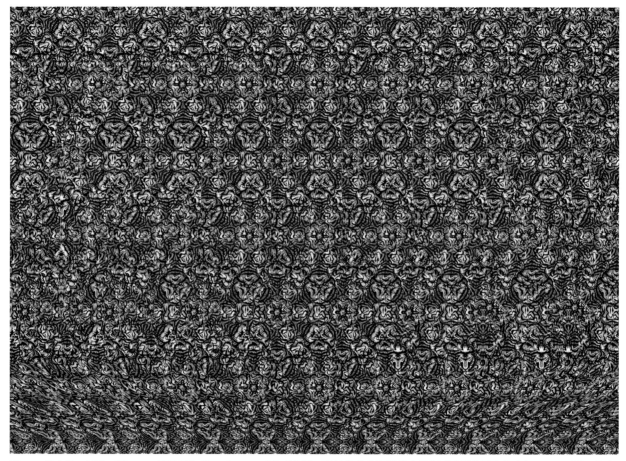

Thung Yai-Huai Kha Khaeng Wildlife Sanctuary 〈タイ中部。手付かずの自然の中に息づく野生動物たち〉

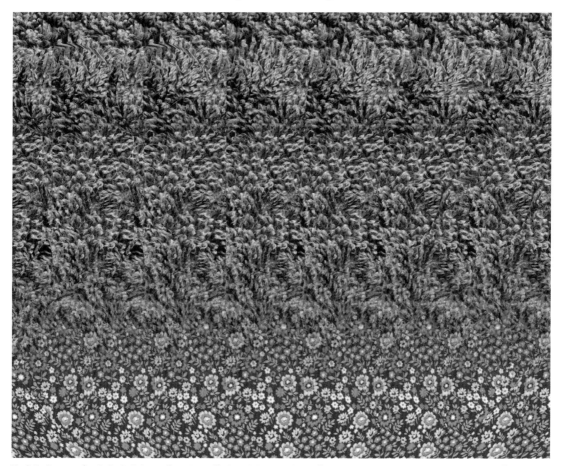

Ted E. Bear 〈こんな大きなテディベアに抱きつきたいですね！〉

©Gary Priester

ANIMALS

47

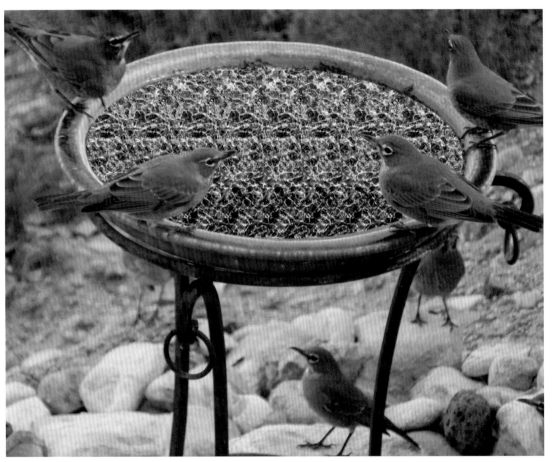

Robins 〈おや、餌入れの中にも何かいるようです〉

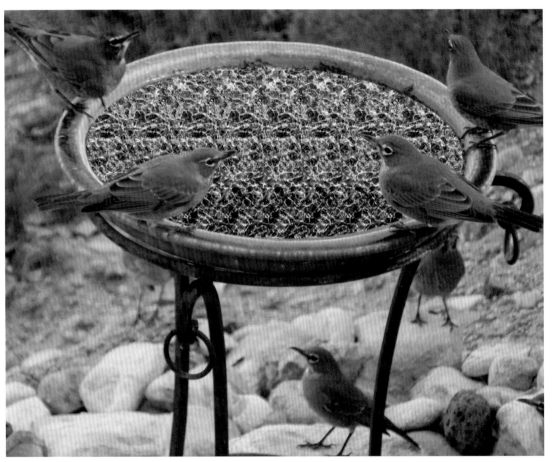

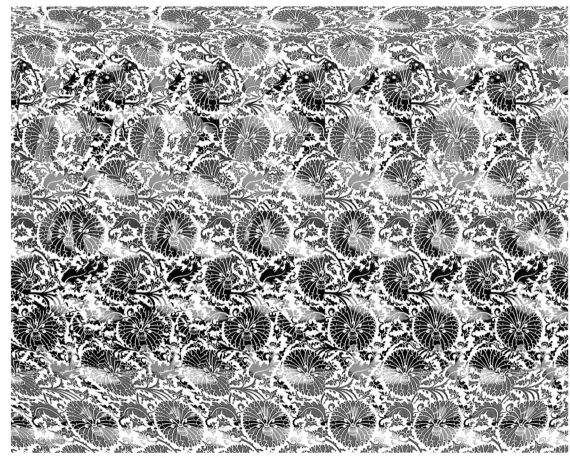

Mallards　〈テクテクと歩いてくる姿が愛らしいです〉

©Gene Levine

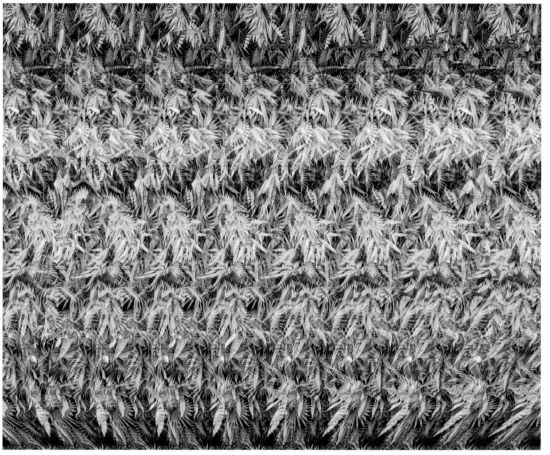

Sichuan Giant Panda Sanctuary 〈四川省の保護区では、野生のパンダがたくさん暮らしています〉 ©Gary Priester

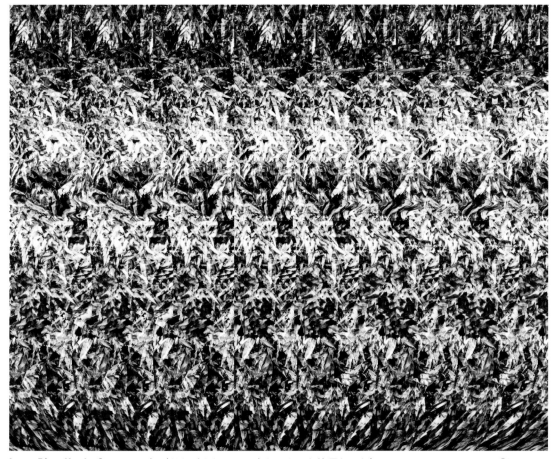

Lone Pine Koala Compound 〈おんぶされている赤ちゃんにも注目してね〉

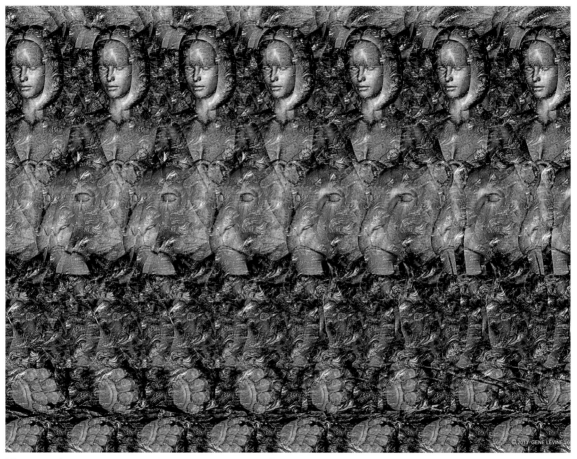

Lioness 〈メスのライオンにも気高さや気品を感じます〉

©Gene Levine

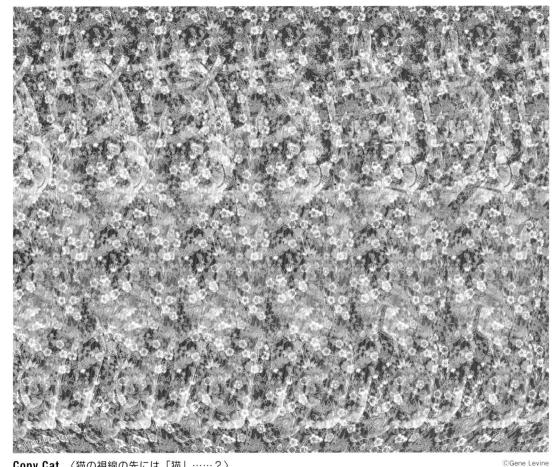

Copy Cat 〈猫の視線の先には「猫」……？〉

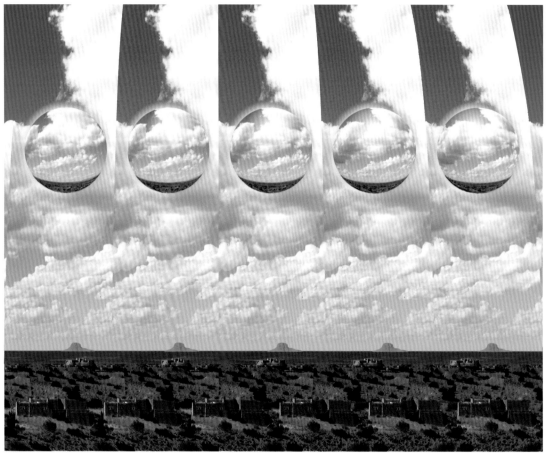

LANDSCAPES

Cabezon-Clouds 〈立体感たっぷりの美しい空を堪能してください！〉

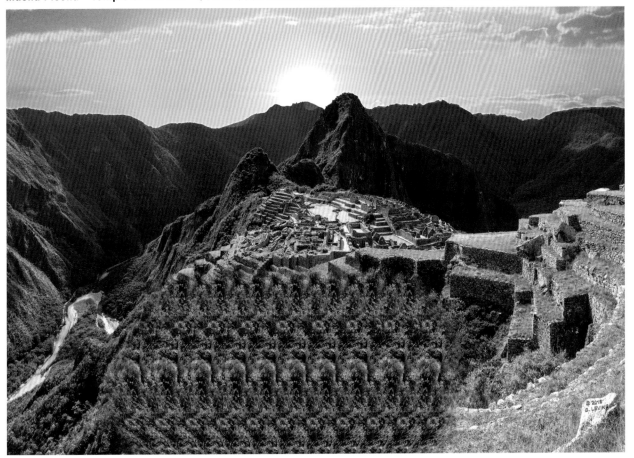

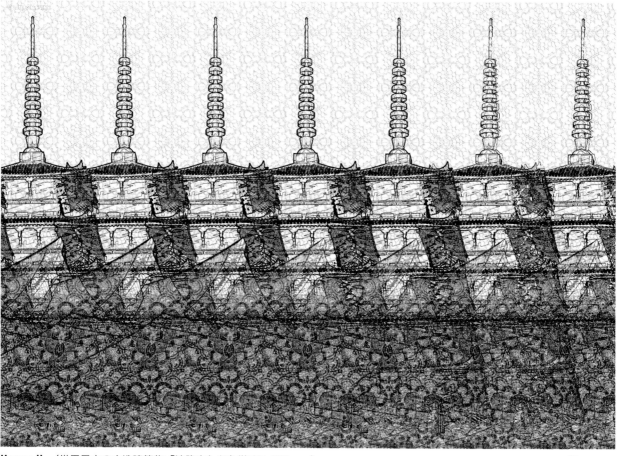

Horyu-ji 〈世界最古の木造建築物「法隆寺」を象徴するのは……〉

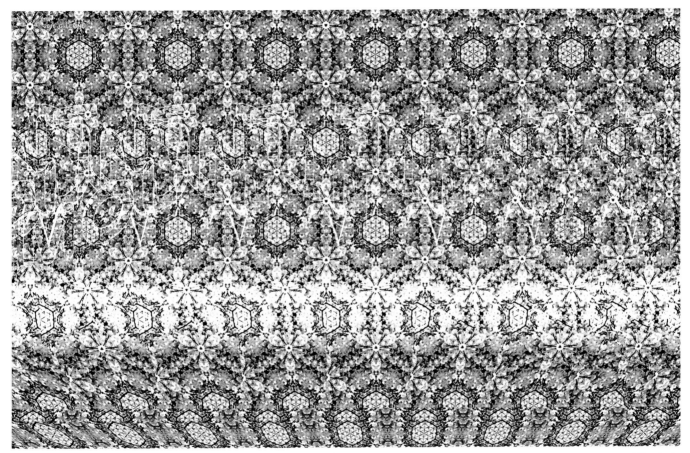

Fuji 〈2013年に登録された世界文化遺産。英語が浮き出てきます〉

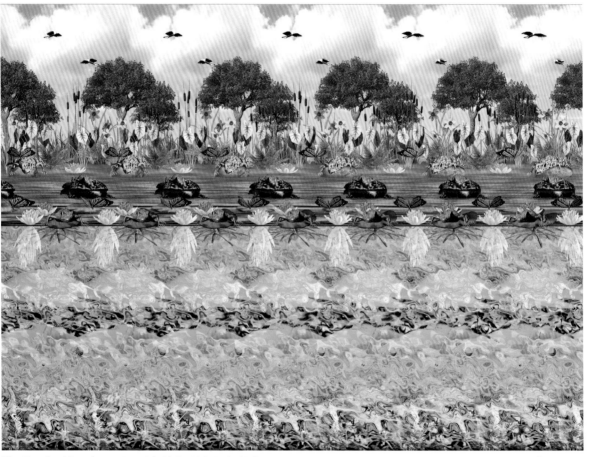

The Pond 〈水の中にいるのは魚だけではありません〉

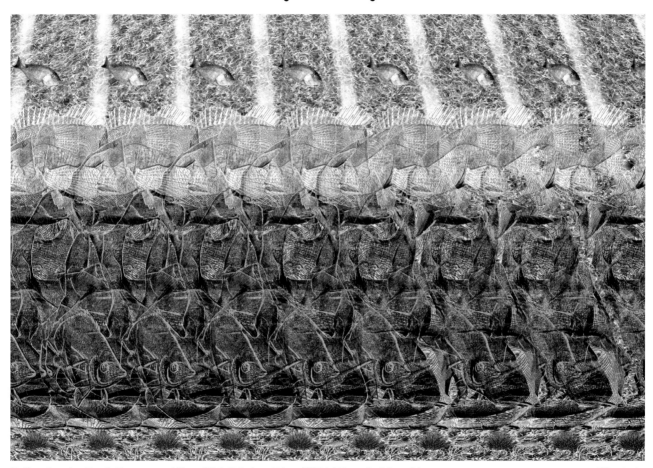

Belize Barrier Reef Reserve 〈サンゴ礁と魚たちの美しい世界を覗いてみましょう〉

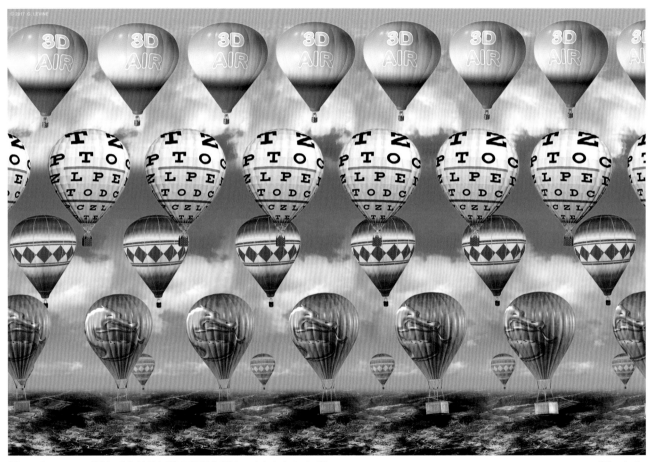

3D vs Dragon 〈浮かび上がる気球の奥行きがはっきりわかります〉

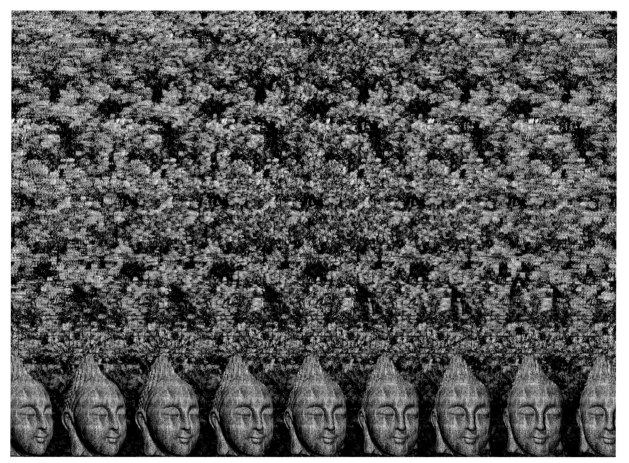

Angkor Wat 〈カンボジアではアンコール・ワットが国旗にも使われています〉

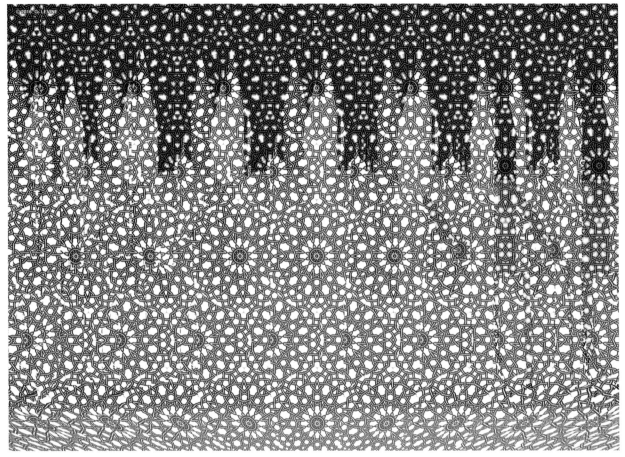

Hagia Sophia 〈東ローマ帝国が築いた大聖堂は、現在博物館となっています〉

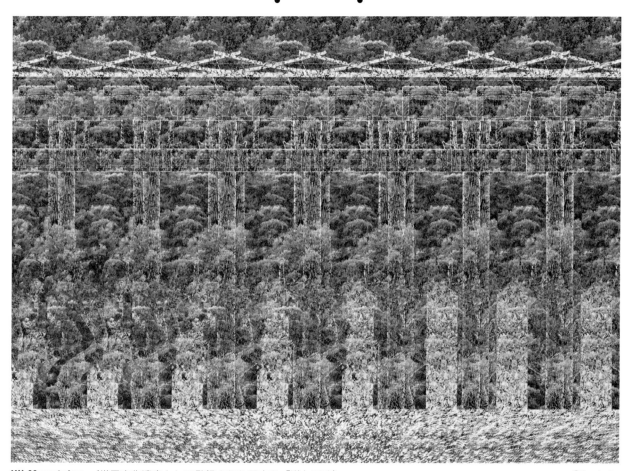

Kii Mountains 〈世界文化遺産として登録された日本の「道」です〉

©Gene Levine

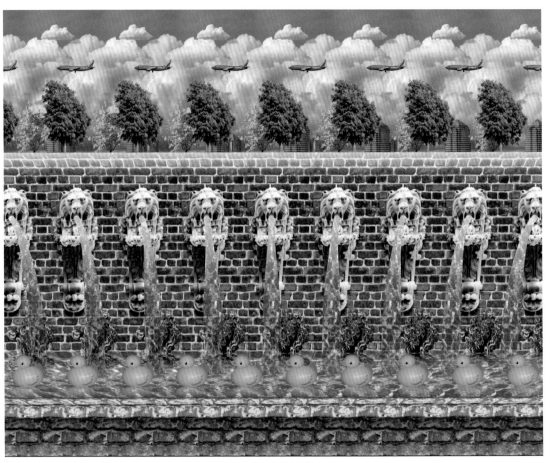

Albuquerque Fountain 〈整備された美しい噴水。噴き出す水が立体的に！〉

©Gary Priester

PLANTS ANIMALS **LANDSCAPES** SPIRITUAL DESIGN&WORDS

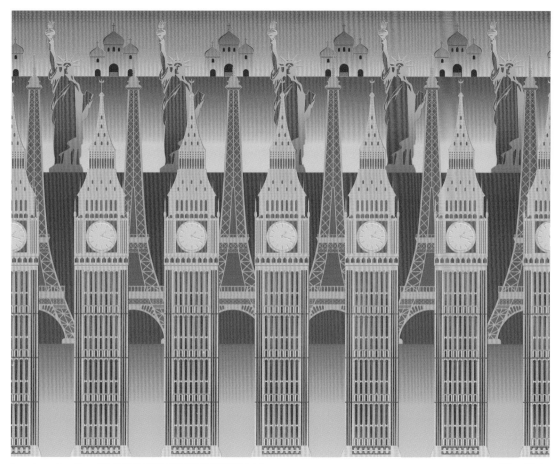

Landmarks Ⅱ 〈世界各地の有名建築物が勢揃い！〉

©Gary Priester

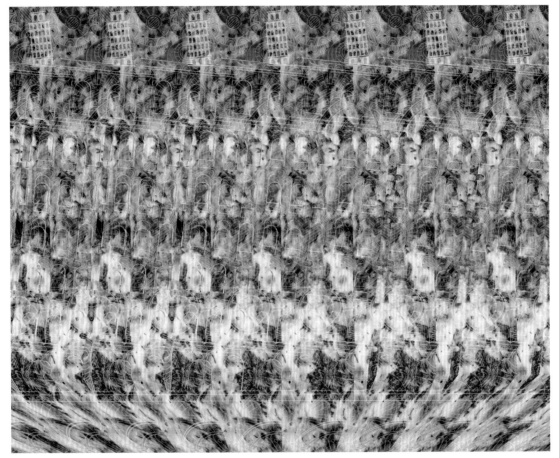

Leaning Tower of Pizza 〈「ピザ」ではなく「ピサ」。この斜塔は人気の観光スポットです〉

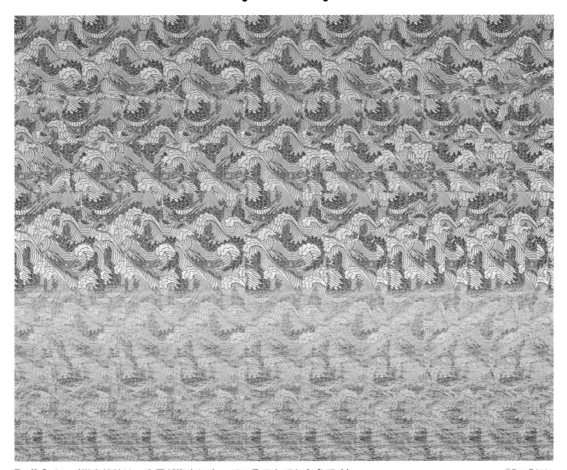

Torii Gate 〈厳島神社は、鳥居が海上に立っていることでも有名です〉

LANDSCAPES

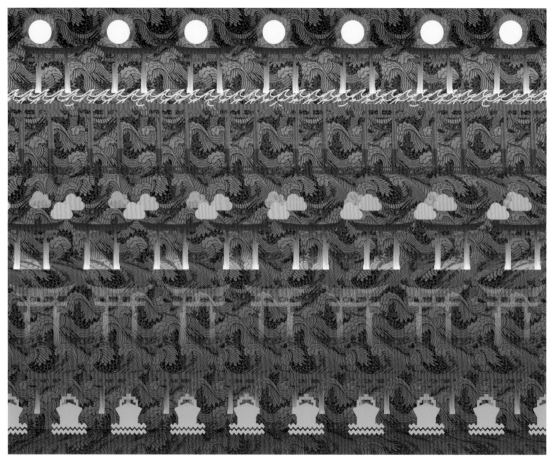

Torii Gate Ⅲ 〈静かな月夜も海が荒れた日も鳥居はまっすぐに立ち続けます〉

©Gary Priester

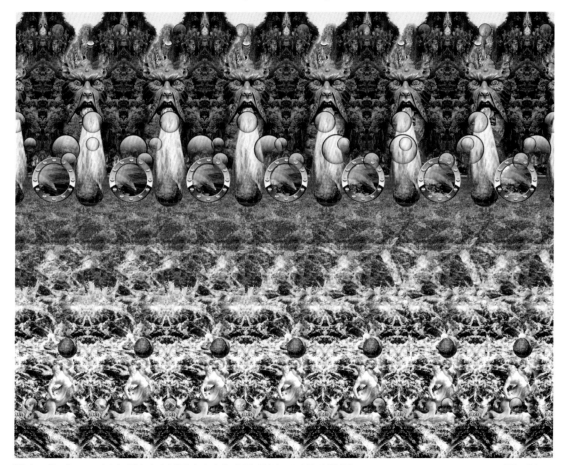

Water Fantasy 〈水しぶきをあげる水の中から飛び出してくるのは？〉

©Gary Priester

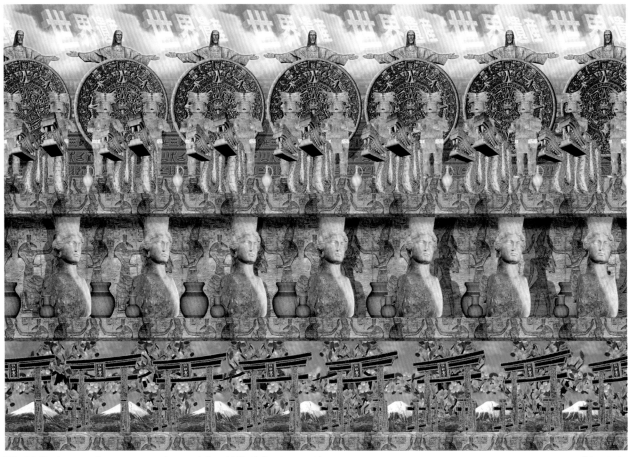

World Heritage 〈一つひとつに各国の文化の特徴が感じられます〉

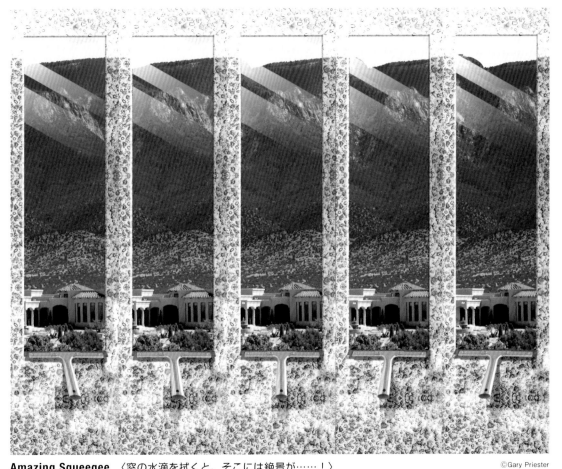

Amazing Squeegee 〈窓の水滴を拭くと、そこには絶景が……！〉

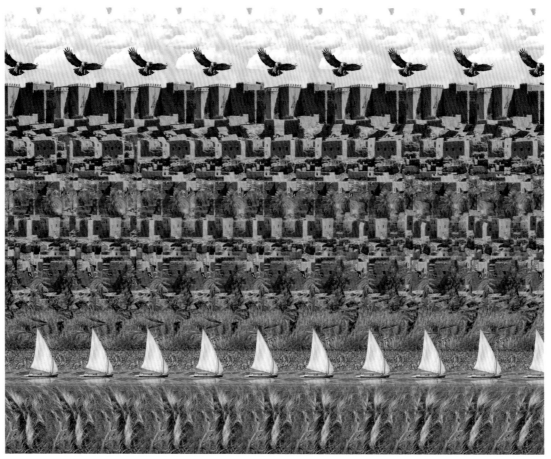

Along the Nile 〈世界最長のナイル川は悠久の時を感じさせます〉

©Gary Priester

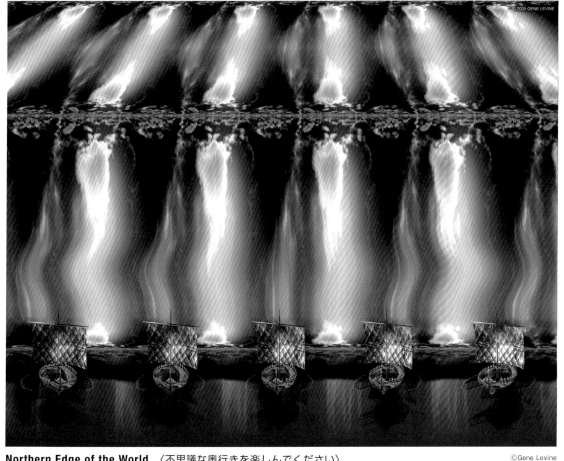

Northern Edge of the World 〈不思議な奥行きを楽しんでください〉

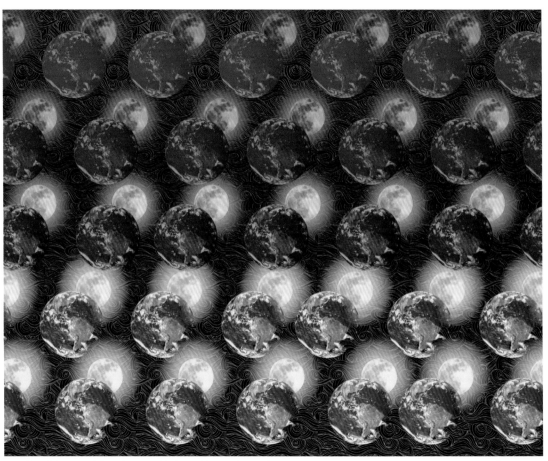

Healing Planet 〈赤く染まった地球が、徐々に本来の姿に戻っていきます〉

©Gary Priester

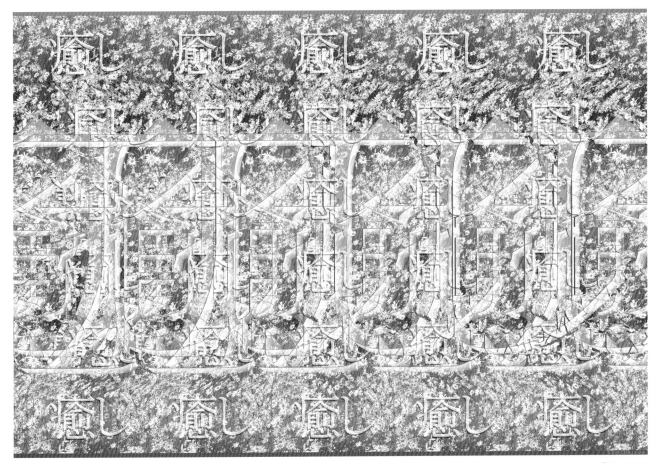

Healing 〈肩の力を抜いてゆっくり見ましょう〉

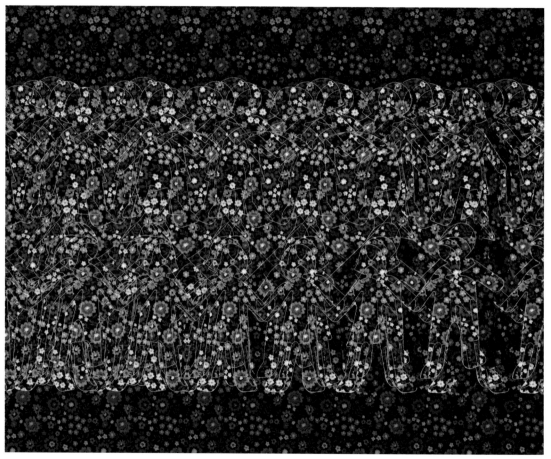

We Are All in Together 〈離れていても、心はつながっています〉

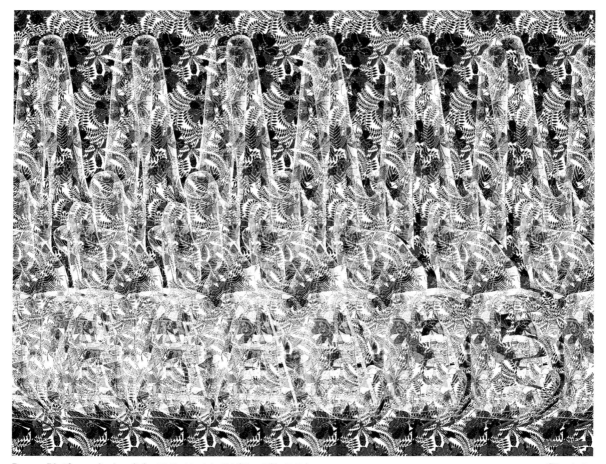

Peace Platform dark 〈ピースサインといえばやっぱりこれ〉

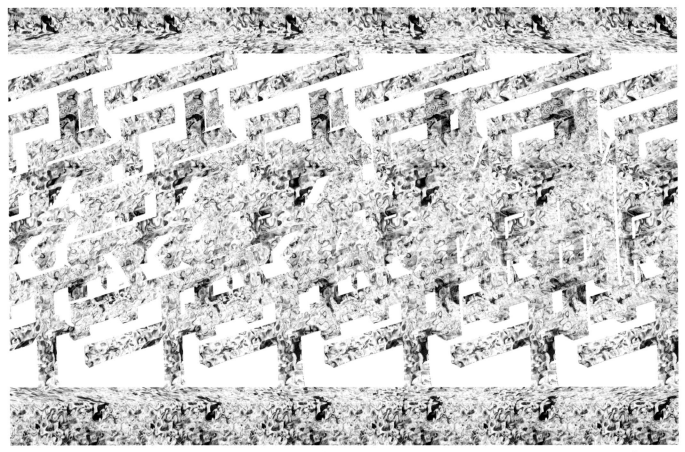

Cheer Up 〈鮮やかな色彩から生み出される漢字2文字の正体は？〉

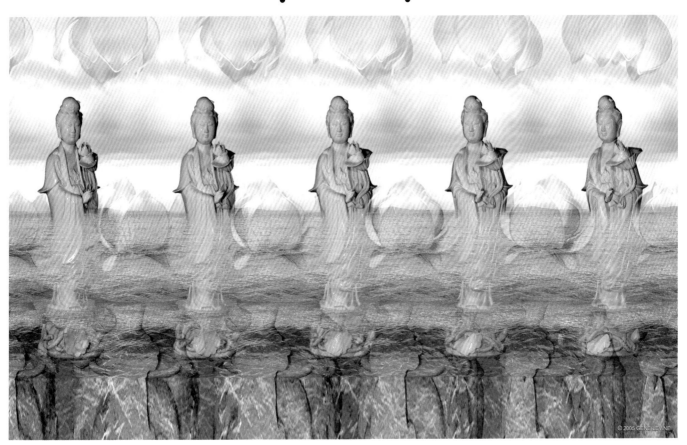

Kwan Yin at Sea 〈「Kwan Yin」とは観音菩薩のこと〉

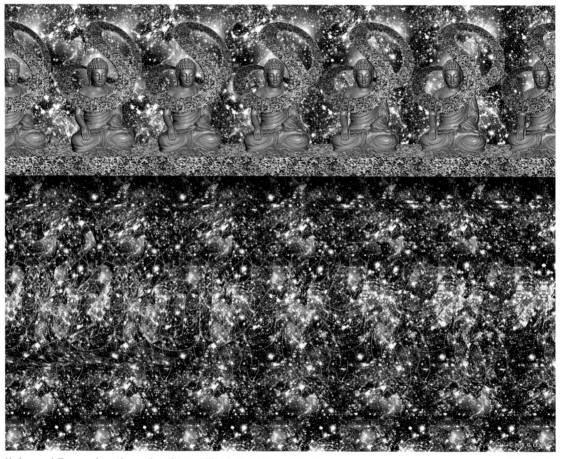

Universal Transmigration 〈メビウスの帯は無限や輪廻の象徴です〉

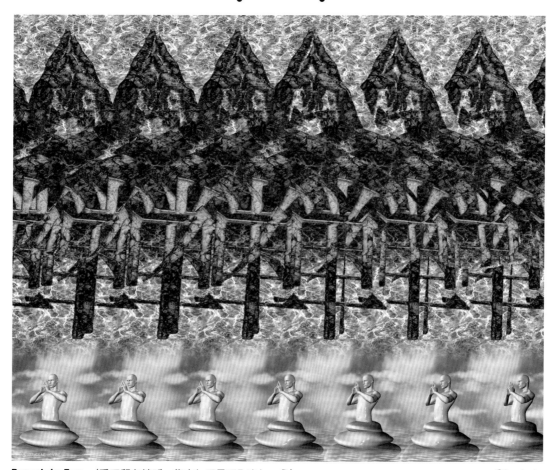

Porcelain Zen 〈手で印を結び、集中して見てみましょう〉

©Gene Levine

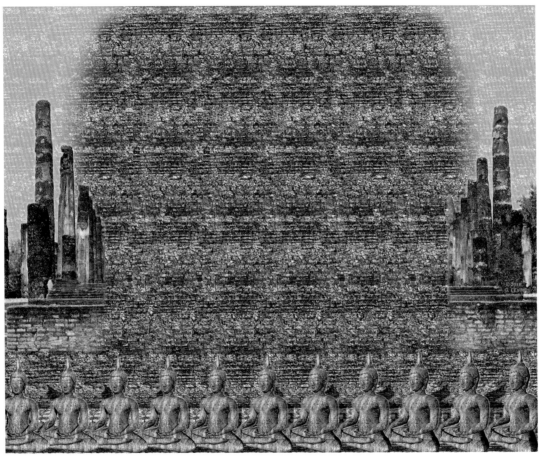

Sukhothai 〈タイ文化発祥の地で佇むものはスコータイ仏と呼ばれる仏像です〉

©Gene Levine

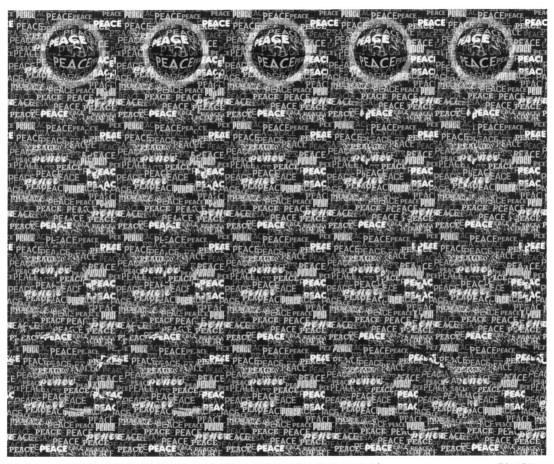

At-Peace 〈垂らした右手には降魔印という魔を払う意味が込められています〉

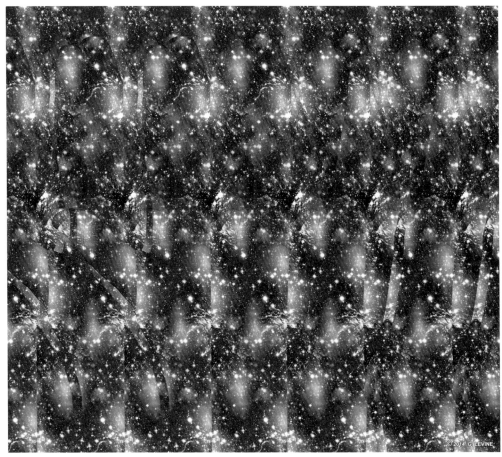

Vulcan Greeting 〈「長寿と繁栄を」という意味が込められたハンドサインです〉

©Gene Levine

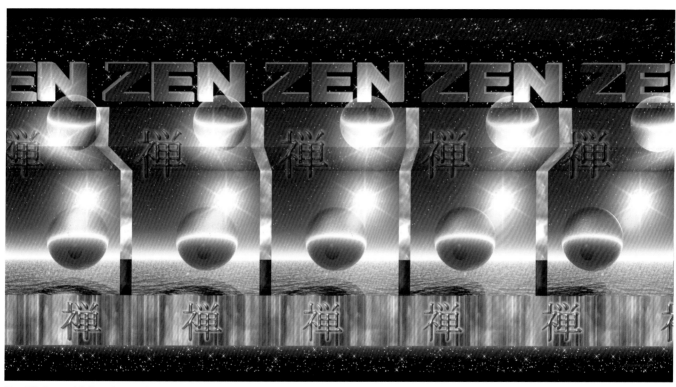

Zen Nights 〈自分の内面を成長させる青の色〉

©Gene Levine

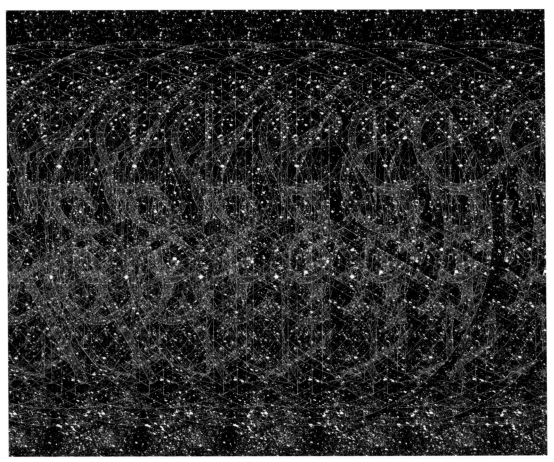

Peace 2020 〈浮かんでくるのは平和運動や反戦運動のシンボルです〉

©Gary Priester

©Gene Levine

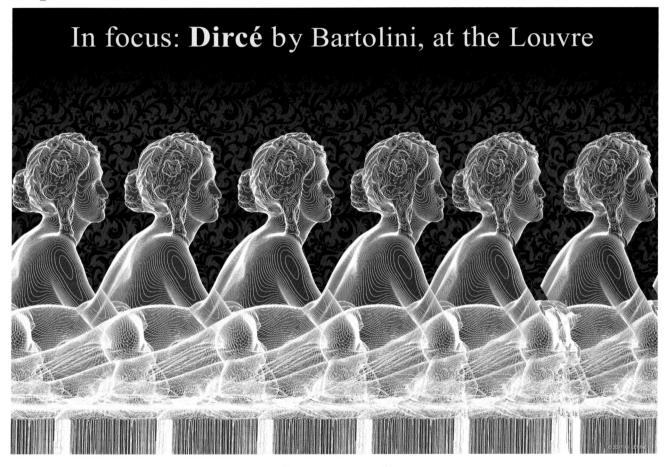

In focus: **Dircé** by Bartolini, at the Louvre

SPIRITUAL

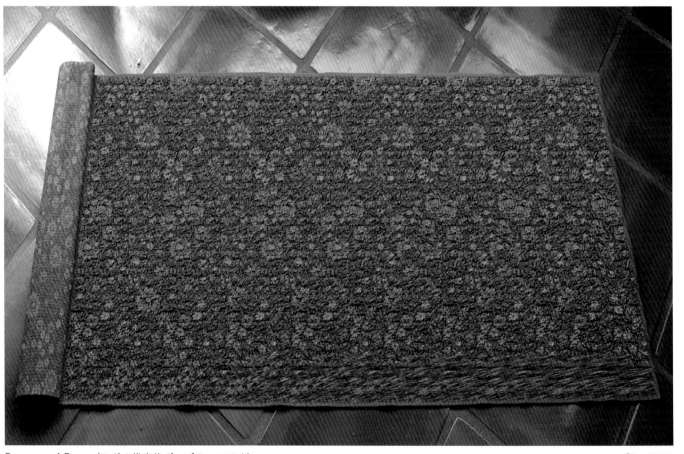

Downward Dog 〈ヨガの代表的ポーズの一つです〉

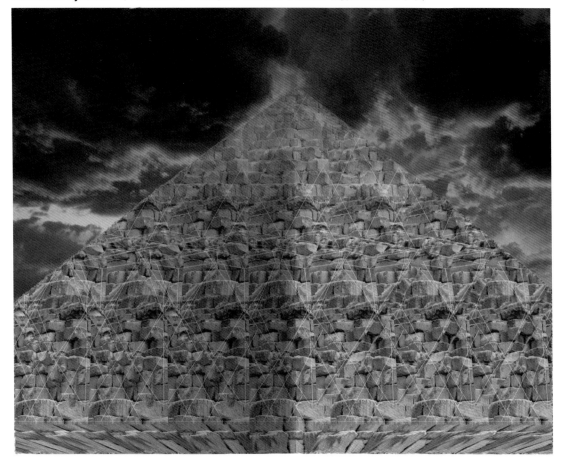

SPIRITUAL

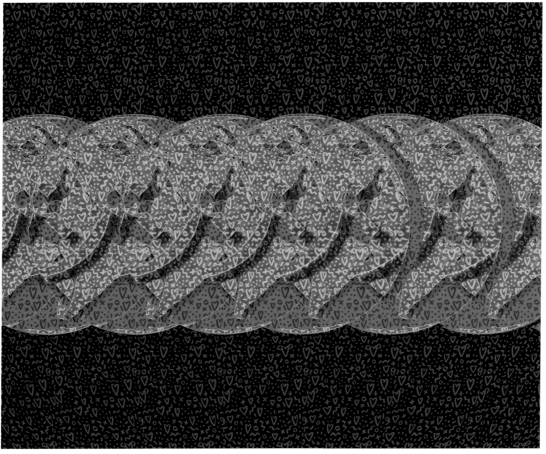

Happy World 〈笑顔のあふれる世界を見ていきましょう〉

©Gary Priester

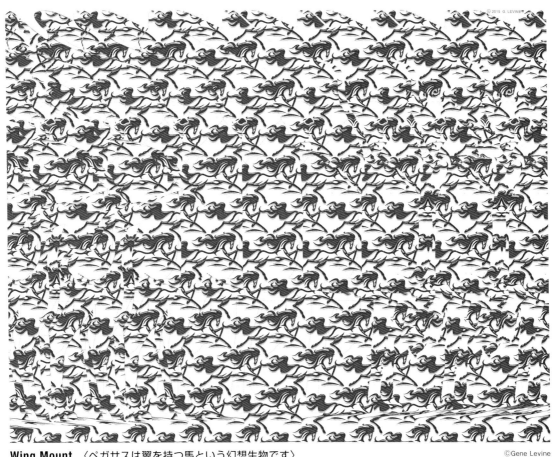

Wing Mount 〈ペガサスは翼を持つ馬という幻想生物です〉

©Gene Levine

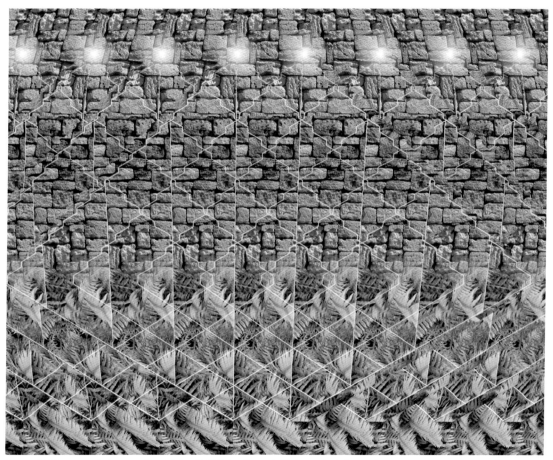

Pyramid-Power 〈ピラミッドの形は、神秘的なパワーを秘めているようです〉

©Gary Priester

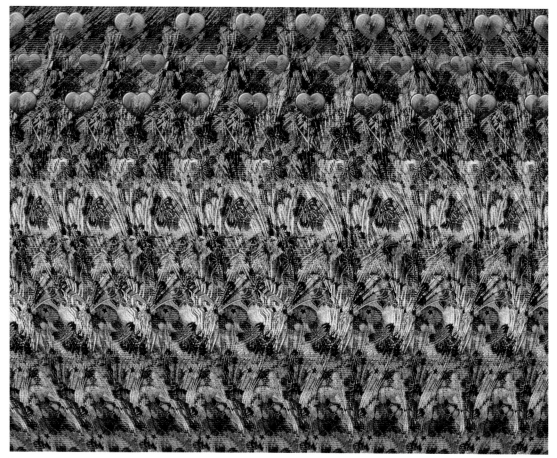

Love Hideaway 〈浮かび上がった線を追っていくとお馴染みの模様が見えてきます〉

©Gary Priester

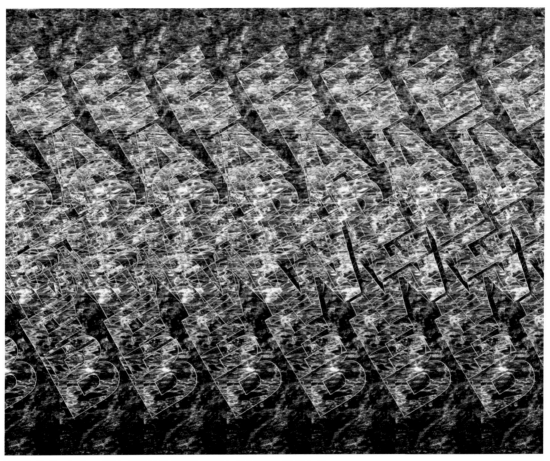

Be Well. Be Safe 〈書かれている文字の意味は「安全であること」〉

©Gary Priester

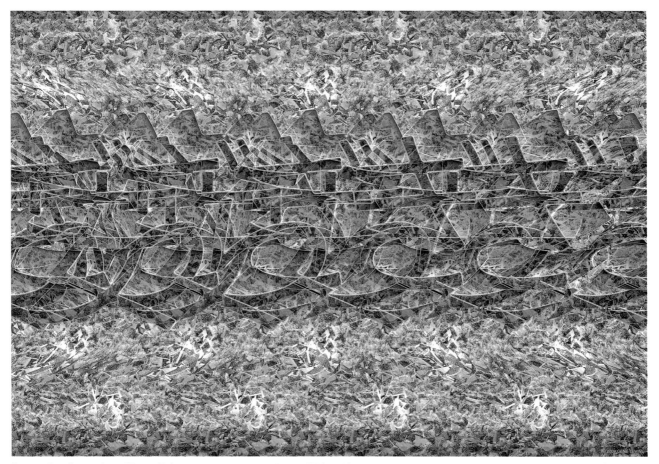

Green Comfort 〈目に優しい緑色のイラストはリラックスに最適です〉

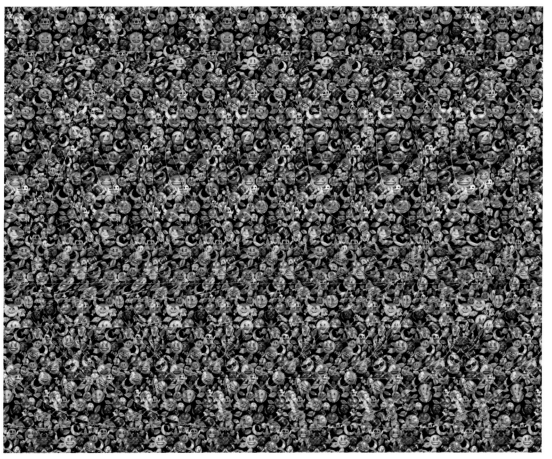

DESIGN&WORDS

Happy Emoji　〈笑顔になることでつらい気持ちも吹き飛びます！〉

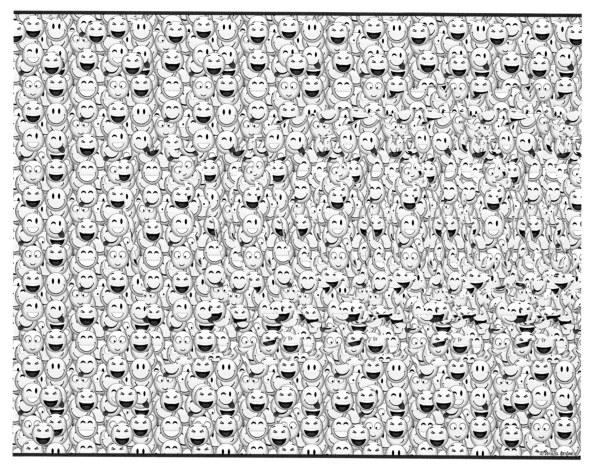

Laughing Out Loud 〈英語で大笑いを表す表現です〉

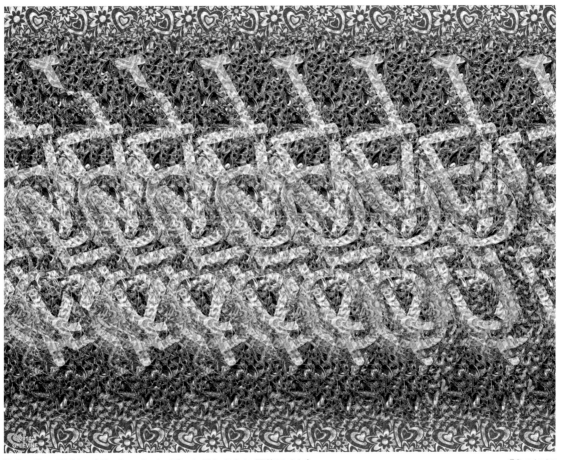

Valentine 2014 〈ヴァレンタインデーに言われたい言葉ですね〉

©Gene Levine

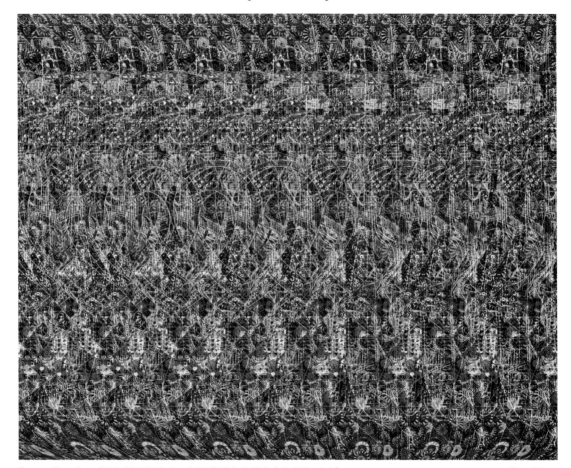

Paper Hearts 〈切り紙で作るハートは幾重もの形を作り出します〉

©Gary Priester

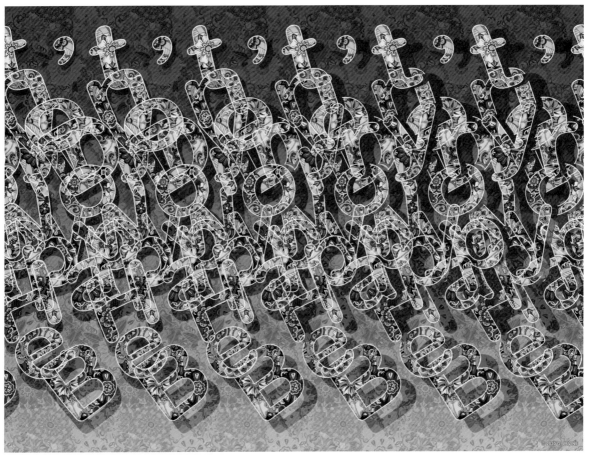

Be 〈不安なときこそ、元気づける言葉が嬉しいですね〉

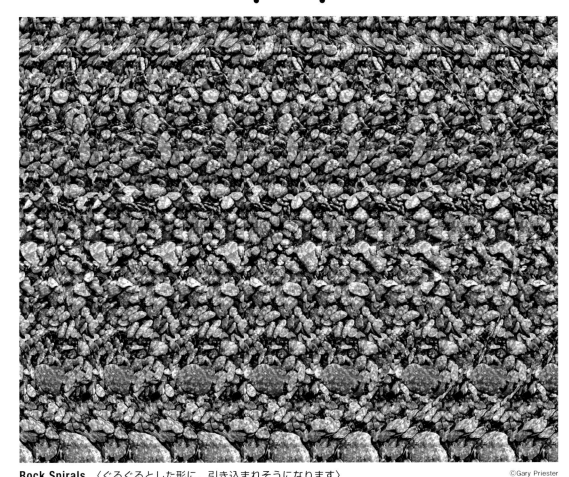

Rock Spirals 〈ぐるぐるとした形に、引き込まれそうになります〉

©Gary Priester

DESIGN&WORDS

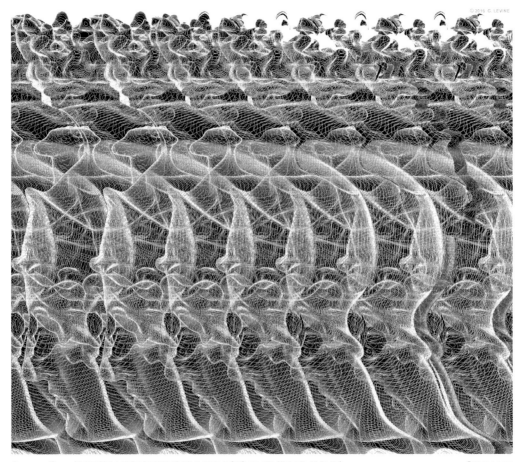

© 2016 G. LEVINE

Acropolis 〈紀元前から存在する洗練されたデザインを横からどうぞ〉

©Gene Levine

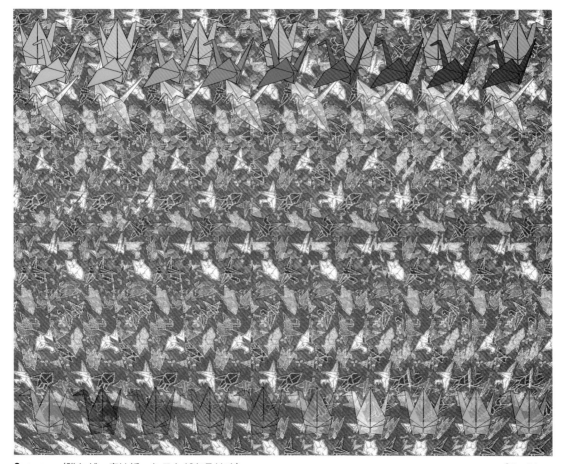

Cranes 〈誰もが一度は折ったことがあるはず〉

ⒸGary Priester

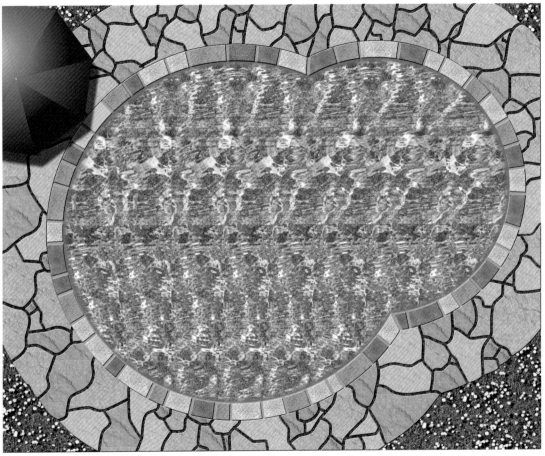

Pool Balls 〈プールの中にあるのは「プール」に使うボールです〉

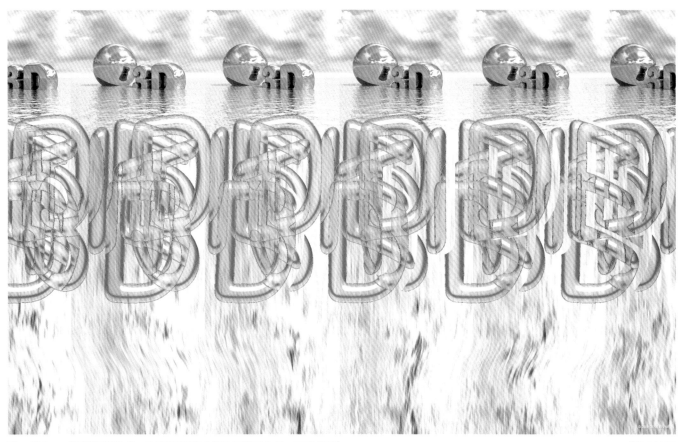

The Tide　〈複雑に絡み合った文字がバラバラに浮き上がってきます〉

Beckoning 〈無数の招き猫が招いてくれるのはやっぱり……〉

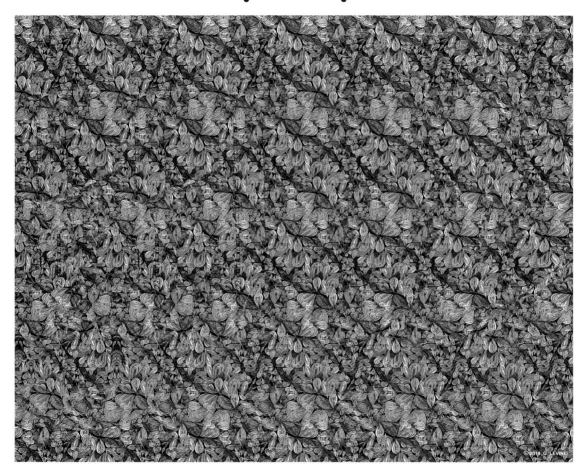

Fingers 〈あやうく「3D」を落としてしまうところでした〉

DESIGN&WORDS

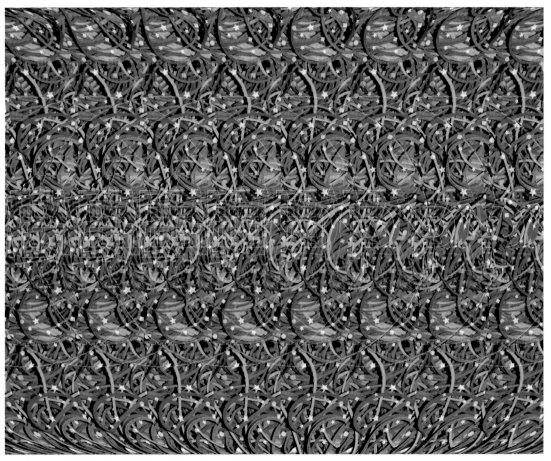

Be Happy 〈幸せそうなのがはっきりと伝わってきます〉

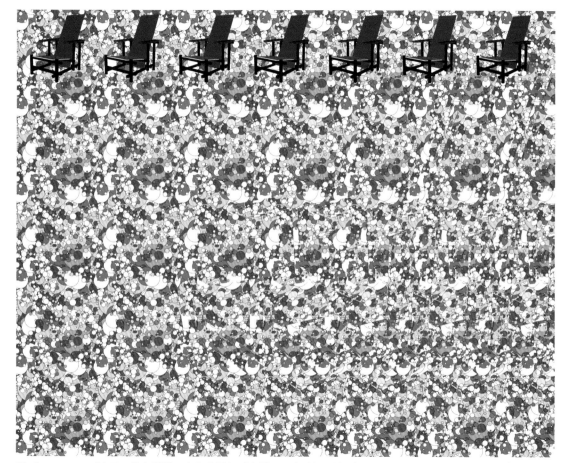

Chaireogram 〈カラフルな模様の中から浮かびあがってくるものは？〉 ©Gary Priester

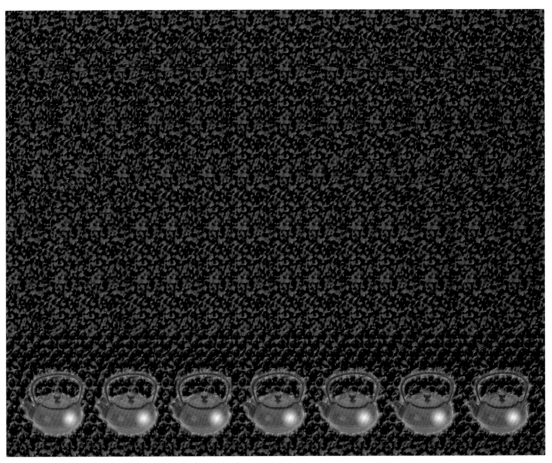

Teapot 〈お茶を淹れるときは、これを使ってみたいですね〉

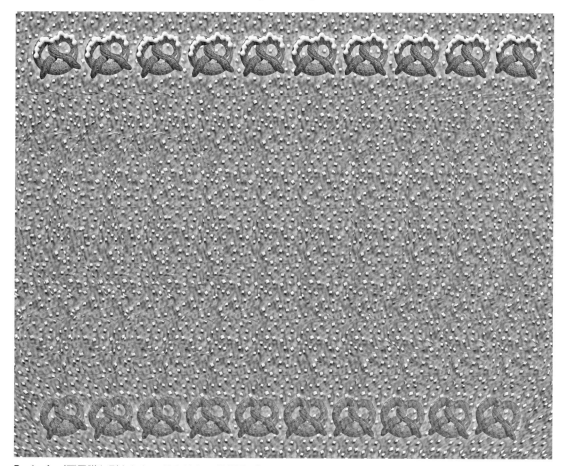

Pretzel 〈不思議な形をした、サクサクのお菓子！〉

©Gary Priester

DESIGN&WORDS

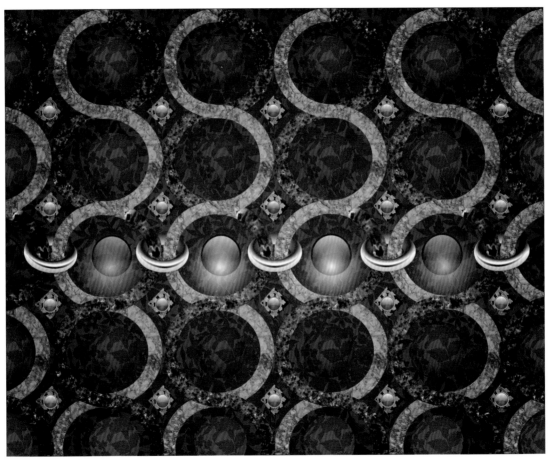

Elegance　〈吸い込まれてしまいそうな奥行きがあります〉

©Gary Priester

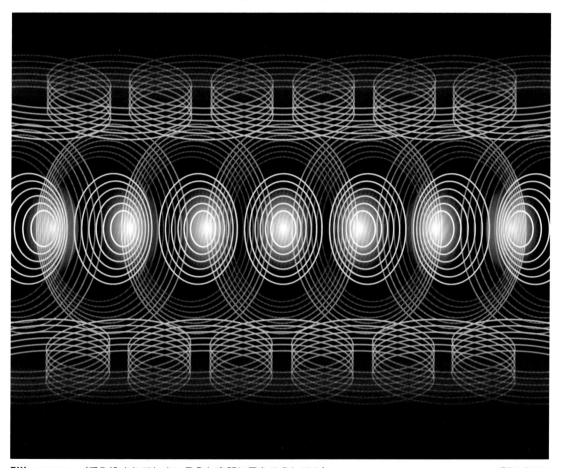

Ellipsorama 〈呑み込まれてしまいそうな空間に目をこらして！〉

©Gary Priester

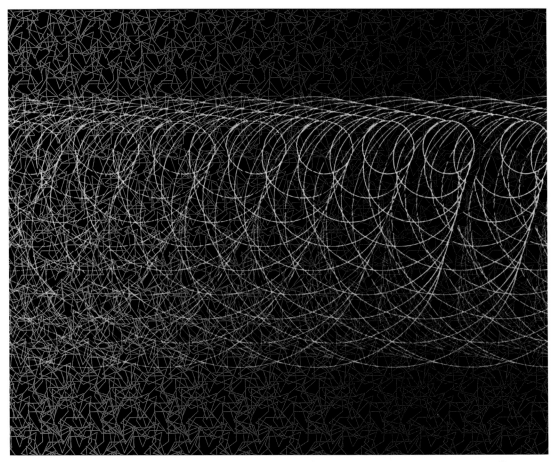

Out-and-In 〈どこが飛び出してくるでしょうか。立体視の真骨頂〉

こんなふうに見えましたか？

イラストを立体視したときに見えてくるもののイメージです。
すべて平行法で見たときのものとなっています。
★印のものは、かくされたイメージが浮き出るものではなく、
イラストがそのまま立体的に見える「マジカル・アイ」です。

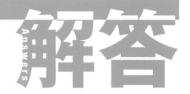

P18

Have Hope

平行法 このような文字が、手前に浮き出て見えます。

交差法 平行法と、凹凸が逆に見えます

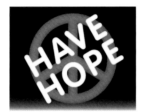

P19

Love 2020

平行法 このような文字が、手前に浮き出て見えます。

交差法 平行法と、凹凸が逆に見えます

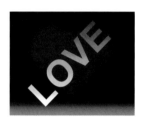

P20

Irish Green ★

平行法 奥行きが出て立体的に見えます

交差法 平行法とは凹凸が逆に見えます

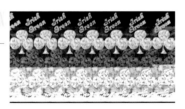

P21

Bird of Spring

平行法 「鳥」と「手」が、手前に浮き出て見えます

交差法 平行法と、凹凸が逆に見えます

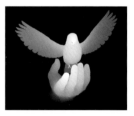

P22

Mei Lu

平行法 「バラ」が、手前に浮き出て見えます

交差法 「バラ」が、画面奥に沈んで見えます

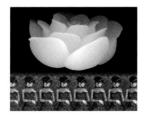

P23

Leaf Nymph

平行法 「一人の女性」が、手前に浮き出て見えます

交差法 平行法と、凹凸が逆に見えます

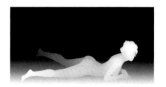

P24

Them Apples

平行法 「リンゴとバナナ」が、手前に浮き出て見えます

交差法 平行法と、凹凸が逆に見えます

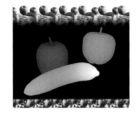

P25

Summer Fruit

平行法 「フルーツ」が、手前に浮き出て見えます

交差法 平行法と、凹凸が逆に見えます

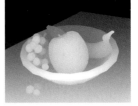

P26

Spring Thaw

平行法 「ハスの花」が、手前に浮き出て見えます

交差法 平行法と、凹凸が逆に見えます

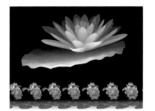

P27

Flower-Sphere

平行法 このような図形が、手前に浮き出て見えます

交差法 平行法と、凹凸が逆に見えます

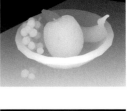

P28

Chrysanthemums

平行法 このような図形が、手前に浮き出て見えます

交差法 平行法と、凹凸が逆に見えます

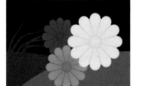

P29

Hat & Shamrock

平行法 「シルクハット」が、手前に浮き出て見えます

交差法 「シルクハット」が、画面奥に沈んで見えます

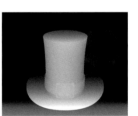

P30

Celtic Knot

平行法 このような図形が、手前に浮き出て見えます

交差法 このような図形が、画面奥に沈んで見えます

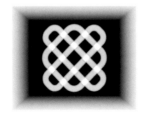

P31

Summer Drink

平行法 「ジュース」が、手前に浮き出て見えます

交差法 平行法と、凹凸が逆に見えます

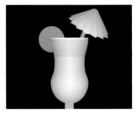

P32

Garden Layers

平行法 「花」「鳥」「蝶」が、手前に浮き出て見えます

交差法 平行法と、凹凸が逆に見えます

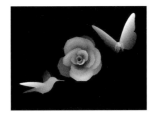

P33

Cosmic Whale

平行法 「クジラ」が、手前に浮き出て見えます

交差法 平行法と、凹凸が逆に見えます

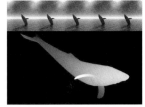

P34

Aquarium View

平行法 「魚が5匹」、手前に浮き出て見えます

交差法 平行法と、凹凸が逆に見えます

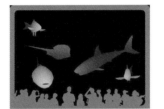

P35

Fish Spiral

平行法 「魚の群れ」が、手前に浮き出て見えます

交差法 平行法と、凹凸が逆に見えます

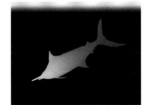

P36

En Garde!

平行法 「カジキマグロ」が、手前に浮き出て見えます

交差法 「カジキマグロ」が、奥に沈んで見えます

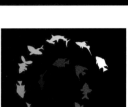

P37

Designer Fish ★

平行法 奥行きが出て立体的に見えます

交差法 平行法と、凹凸が逆に見えます

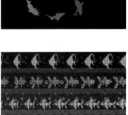

P38

Osakana ★

平行法 奥行きが出て立体的に見えます

交差法 平行法と、凹凸が逆に見えます

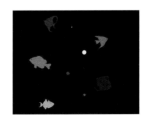

P39

Rockfish

平行法 「魚」と「サンゴ」が、手前に浮き出て見えます

交差法 平行法と、凹凸が逆に見えます

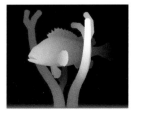

P40
Fawn Lake

`平行法` このような文字が、手前に浮き出て見えます

`交差法` このような文字が、画面奥に沈んで見えます

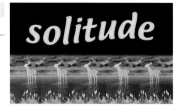

P41
Seeds

`平行法` 「鳥と花」が、手前に浮かんで見えます

`交差法` 平行法と、凹凸が逆に見えます

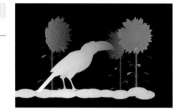

P42
Leaping Lamb

`平行法` 「子羊」が一頭、手前に浮き出て見えます

`交差法` 平行法と、凹凸が逆に見えます

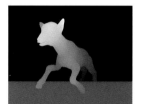

P43
Real Horses

`平行法` 「ウマ」と「木馬」が、手前に浮き出て見えます

`交差法` 平行法と、凹凸が逆に見えます

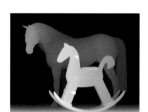

P44
Dasher

`平行法` 「トナカイ」が、手前に浮き出て見えます

`交差法` 平行法と、凹凸が逆に見えます

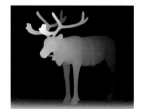

P45
Sichuan Giant Panda Sanctuaries

`平行法` 「パンダ」が、手前に浮き出て見えます

`交差法` 平行法と、凹凸が逆に見えます

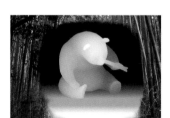

P46
Thung Yai-Huai Kha Khaeng Wildlife Sanctuary

`平行法` 「ゾウとヒョウ」が、手前に浮き出て見えます

`交差法` 平行法と、凹凸が逆に見えます

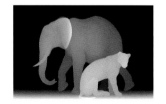

P47
Ted E. Bear

`平行法` 「テディベア」が、手前に浮き出て見えます

`交差法` 平行法と、凹凸が逆に見えます

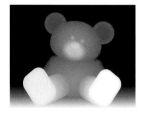

P48

Robins

平行法 「鳥」が、手前に浮き出て見えます

交差法 平行法と、凹凸が逆に見えます

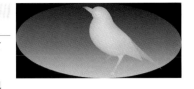

P49

Mallards

平行法 「2羽のカモ」が、手前に浮き出て見えます

交差法 平行法と、凹凸が逆に見えます

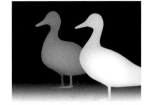

P50

Sichuan Giant Panda Sanctuary

平行法 「パンダの親子」が、手前に浮き出て見えます

交差法 平行法と、凹凸が逆に見えます

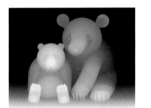

P51

Lone Pine Koala Compound

平行法 「コアラの親子」が、手前に浮き出て見えます

交差法 平行法と、凹凸が逆に見えます

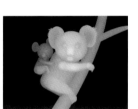

P52

Lioness

平行法 「女性」と「ライオン」が、手前に浮き出て見えます

交差法 平行法と、凹凸が逆に見えます

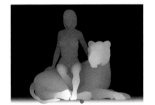

P53

Copy Cat

平行法 「ネコ」と漢字の「猫」が、手前に浮き出て見えます

交差法 平行法と、凹凸が逆に見えます

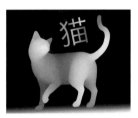

P54

Cabezon-Clouds ★

平行法 奥行きが出て立体的に見えます

交差法 平行法と、凹凸が逆に見えます

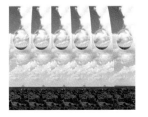

P55

Machu Picchu - Temple of the Sun

平行法 このような建造物が、手前に浮き出て見えます

交差法 平行法と、凹凸が逆に見えます

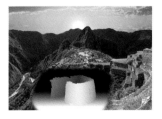

P56

Horyu-ji

平行法 「金堂と五重塔」が、手前に浮き出て見えます

交差法 平行法と、凹凸が逆に見えます

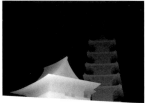

P57

Fuji

平行法 このような文字と風景が、手前に浮き出て見えます。

交差法 平行法と、凹凸が逆に見えます

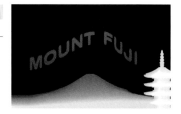

P58

The Pond

平行法 「池の生き物」が、手前に浮き出て見えます

交差法 平行法と、凹凸が逆に見えます

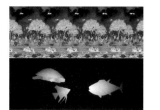

P59

Belize Barrier Reef Reserve

平行法 「海中の様子」が、手前に浮き出て見えます

交差法 平行法と、凹凸が逆に見えます

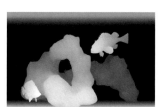

P60

3D vs Dragon ★

平行法 奥行きが出て立体的に見えます

交差法 平行法と、凹凸が逆に見えます

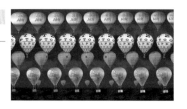

P61

Angkor Wat

平行法 「アンコール・ワット」が、手前に浮き出て見えます

交差法 平行法と、凹凸が逆に見えます

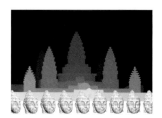

P62

Hagia Sophia

平行法 「アヤソフィア」が、手前に浮き出て見えます

交差法 平行法と、凹凸が逆に見えます

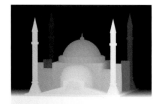

P63

Kii Mountains

平行法 このような風景が、手前に浮き出て見えます

交差法 平行法と、凹凸が逆に見えます

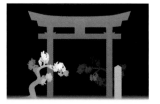

P64
Albuquerque Fountain ★

`平行法` 奥行きが出て立体的に見えます

`交差法` 平行法と、凹凸が逆に見えます

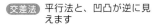
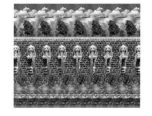

P65
Landmarks Ⅱ ★

`平行法` 奥行きが出て立体的に見えます

`交差法` 平行法と、凹凸が逆に見えます

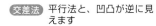
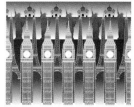

P66
Leaning Tower of Pizza

`平行法` 「ピサの斜塔」が、手前に浮き出て見えます

`交差法` 平行法と、凹凸が逆に見えます

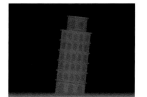

P67
Torii Gate

`平行法` 「鳥居と月」が、手前に浮き出て見えます

`交差法` 平行法と、凹凸が逆に見えます

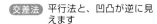
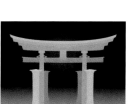

P68
Torii Gate Ⅲ ★

`平行法` 奥行きが出て立体的に見えます

`交差法` 平行法と、凹凸が逆に見えます

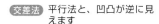
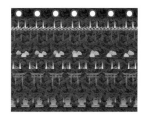

P69
Water Fantasy

`平行法` 「イルカ」が、手前に浮き出て見えます

`交差法` 平行法と、凹凸が逆に見えます

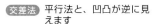
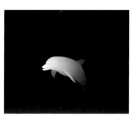

P70
World Heritage ★

`平行法` 奥行きが出て立体的に見えます

`交差法` 平行法と、凹凸が逆に見えます

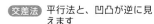
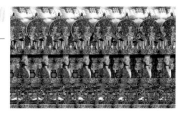

P71
Amazing Squeegee ★

`平行法` 奥行きが出て立体的に見えます

`交差法` 平行法と、凹凸が逆に見えます

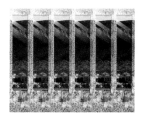

P72

Along the Nile

> 平行法　「1軒の家」が、手前に浮き出て見えます

> 交差法　平行法と、凹凸が逆に見えます

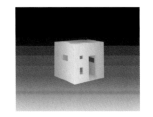

P73

Northern Edge of the World ★

> 平行法　奥行きが出て立体的に見えます

> 交差法　平行法とほぼ同じ見え方です

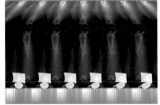

P74

Healing Planet ★

> 平行法　奥行きが出て立体的に見えます

> 交差法　平行法と、凹凸が逆に見えます

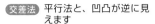

P75

Healing

> 平行法　「癒し」の文字が、手前に浮き出て見えます

> 交差法　「癒し」の文字が、奥に沈んで見えます

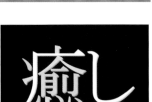

P76

We Are All in Together

> 平行法　「人々とハート」が、手前に浮き出て見えます

> 交差法　平行法と、凹凸が逆に見えます

P77

Peace Platform dark

> 平行法　このような文字と図形が、手前に浮き出て見えます

> 交差法　平行法と、凹凸が逆に見えます

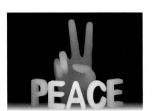

P78

Cheer Up

> 平行法　「幸福」の文字が、手前に浮き出て見えます

> 交差法　「幸福」の文字が、奥に沈んで見えます

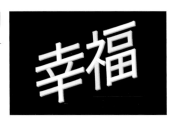

P79

Kwan Yin at Sea ★

> 平行法　奥行きが出て立体的に見えます

> 交差法　平行法と、凹凸が逆に見えます

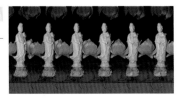

P80
Universal Transmigration

平行法 このような文字と図形が、手前に浮き出て見えます

交差法 このような文字と図形が、画面奥に沈んで見えます

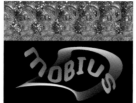

P81
Porcelain Zen

平行法 「禅」の文字と「腕」が、手前に浮き出て見えます

交差法 このような文字と「腕」が、画面奥に沈んで見えます

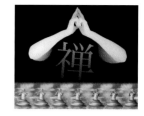

P82
Sukhothai

平行法 「スコータイ仏」が、手前に浮き出て見えます

交差法 平行法と、凹凸が逆に見えます

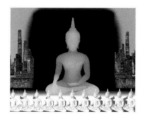

P83
At-Peace

平行法 仏像が、手前に浮き出て見えます

交差法 平行法と、凹凸が逆に見えます

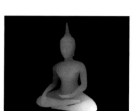

P84
Vulcan Greeting

平行法 「手」が、手前に浮き出て見えます

交差法 「手」が、画面奥に沈んで見えます

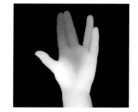

P85
Zen Nights ★

平行法 奥行きが出て立体的に見えます

交差法 平行法と、凹凸が逆に見えます

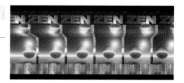

P86
Peace 2020

平行法 このような文字と図形が、手前に浮き出て見えます

交差法 平行法と、凹凸が逆に見えます

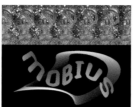

P87
Dirce_ at the Louvre

平行法 「ディルケーの像」が、手前に浮き出て見えます

交差法 「ディルケーの像」が、画面奥に沈んで見えます

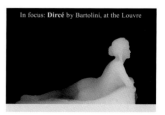

In focus: **Dircé** by Bartolini, at the Louvre

P88
Downward Dog

平行法 このような人物が、手前に浮き出て見えます

交差法 このような人物が、画面奥に沈んで見えます

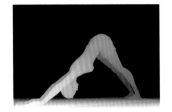

P89
Inside the Pyramid

平行法 このような図形が、手前に浮き出て見えます

交差法 このような図形が、奥に沈んで見えます

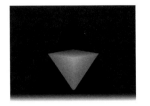

P90
Happy World

平行法 このような図形が、手前に浮き出て見えます

交差法 平行法と、凹凸が逆に見えます

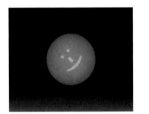

P91
Wing Mount

平行法 「ペガサス」が、手前に浮き出て見えます

交差法 「ペガサス」が、画面奥に沈んで見えます

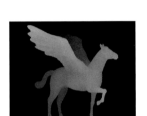

P92
Pyramid-Power

平行法 「ピラミッド」が、手前に浮き出て見えます

交差法 「ピラミッド」が、奥に沈んで見えます

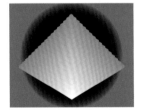

P93
Love Hideaway

平行法 このような風景が、手前に浮き出て見えます

交差法 平行法と、凹凸が逆に見えます

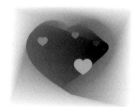

P94
Be Well. Be Safe

平行法 このような文字が、手前に浮き出て見えます

交差法 このような文字が、画面奥に沈んで見えます

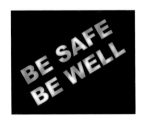

P95
Green Comfort

平行法 このような文字が、手前に浮き出て見えます

交差法 このような文字が、画面奥に沈んで見えます

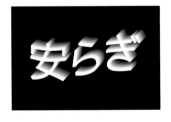

P96
Happy Emoji

平行法 このような顔が、手前に浮き出て見えます

交差法 平行法と、凹凸が逆に見えます

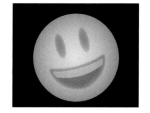

P97
Laughing Out Loud

平行法 このような文字が、手前に浮き出て見えます

交差法 このような文字が、画面奥に沈んで見えます

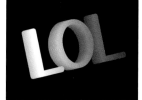

P98
Valentine 2014

平行法 このような文字と図形が、手前に浮き出て見えます

交差法 このような文字と図形が、画面奥に沈んで見えます

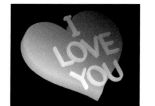

P99
Paper Hearts

平行法 このような図形が、手前に浮き出て見えます

交差法 このような図形が、画面奥に沈んで見えます

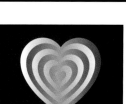

P100
Circulation

平行法 このような文字が、手前に浮き出て見えます

交差法 このような文字が、画面奥に沈んで見えます

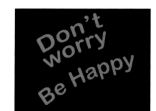

P101
Rock Spirals

平行法 このような図形が、手前に浮き出て見えます

交差法 このような図形が、画面奥に沈んで見えます

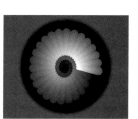

P102
Acropolis

平行法 「兜をかぶった横顔」が、手前に浮き出て見えます

交差法 「兜をかぶった横顔」が、奥に沈んで見えます

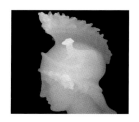

P103
Cranes

平行法 「折り鶴」が、手前に浮き出て見えます

交差法 平行法と、凹凸が逆に見えます

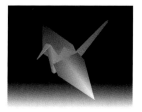

P104
Pool Balls

平行法 「ビリヤードボール」が、手前に浮き出て見えます

交差法 平行法と、凹凸が逆に見えます

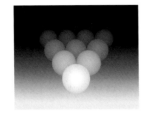

P105
The Tide

平行法 「3D TIDE」の文字が、手前に浮き出て見えます

交差法 「3D TIDE」の文字が、奥に沈んで見えます

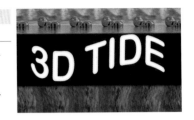

P106
Beckoning

平行法 「招き猫」と「千万両」の文字が、手前に浮き出て見えます

交差法 平行法と、凹凸が逆に見えます

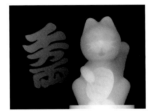

P107
Fingers

平行法 「手」とこのような文字が、手前に浮き出て見えます

交差法 「手」とこのような文字が、画面奥に沈んで見えます

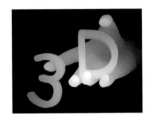

P108
Be Happy

平行法 このような文字が、手前に浮かんで見えます

交差法 このような文字が、画面奥に沈んで見えます

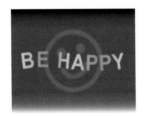

P109
Chaireogram

平行法 「椅子」が、手前に浮き出て見えます

交差法 平行法と、凹凸が逆に見えます

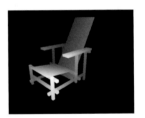

P110
Teapot

平行法 「鉄瓶」が、手前に浮き出て見えます

交差法 平行法と、凹凸が逆に見えます

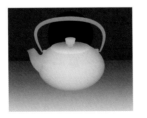

P111
Pretzel

平行法 「プレッツェル」が、手前に浮き出て見えます

交差法 平行法と、凹凸が逆に見えます

P112
Elegance ★

平行法 奥行きが出て立体的に見えます

交差法 平行法と、凹凸が逆に見えます

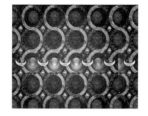

P113
Ellipsorama ★

平行法 奥行きが出て立体的に見えます

交差法 平行法と、凹凸が逆に見えます

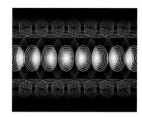

P114
Out-and-In

平行法 このような図形が、手前に浮き出て見えます

交差法 平行法と、凹凸が逆に見えます

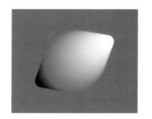

P1
Garden Nymph

平行法 このような人物が、手前に浮き出て見えます

交差法 平行法と、凹凸が逆に見えます

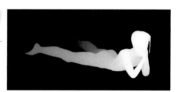

カバー表
Outdoors

平行法 「鳥が3羽」、手前に浮き出て見えます

交差法 平行法と、凹凸が逆に見えます

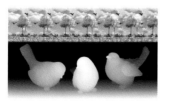

カバー裏
Chrysler Building

平行法 このような建物が、手前に浮き出て見えます

交差法 平行法と、凹凸が逆に見えます

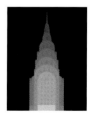

横とじだから見やすい！

どんどん目が良くなる
マジカル・アイ
癒やしの風景

2020年 8 月25日 第1刷発行
2022年12月22日 第2刷発行

監　修　　徳永貴久

発行人　　蓮見清一

発行所　　株式会社 宝島社
　　　　　〒102-8388　東京都千代田区一番町25番地
　　　　　電話・営業 03（3234）4621／編集 03（3239）0599
　　　　　https://tkj.jp

印刷・製本　図書印刷株式会社